子どもの心臓聴診
―聴診からわかる病態―

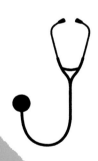

著者
中澤 誠

総合南東北病院
小児・生涯心臓疾患研究所所長
東京女子医科大学名誉教授

MEDICAL VIEW

Auscultation of the Heart in Child
(ISBN 978-4-7583-1956-0 C3047)

Author: Makoto Nakazawa

2019. 4. 1 1st ed

©MEDICAL VIEW, 2019
Printed and Bound in Japan

Medical View Co., Ltd.
2-30 Ichigaya-hommuracho, Shinjuku-ku, Tokyo, 162-0845, Japan
E-mail ed@medicalview.co.jp

音声リスニングサービスについて

本書で掲載されている「聴診音」は以下の方法で聴くことができます。

① URLにアクセスします
http://www.medicalview.co.jp/movies/19560/

② 本書の音声再生ページが表示されますので,「音声を聴く」ボタンをクリックすると音声が再生されます。

p.x「本書の聴診Trainingを聴くにあたって」を参照ください。イヤフォンやヘッドフォンでぜひ聴いてください。

【注】お使いのPC・スマートフォン・タブレット端末の種類やブラウザによっては正常に再生できない場合があります。ご利用いただいた場合,利用規約(http://www.medicalview.co.jp/movies/kiyaku.html)にご同意いただいたものとみなします。

QRコードをご活用ください。

＊QRコードは(株)デンソーウェーブの登録商標です。

Contents

I 総論 — 1

- **A 聴診器** — 2
- **B 聴診の基本** — 4
- **C 心音** — 5
  - C-1　I音とII音 — 6
  - C-2　心音の異常 — 8
    - C-2-1　心音の亢進・減弱 — 10
    - C-2-2　I音の異常 — 11
      - a　亢進 — 11
      - b　減弱 — 12
      - c　強弱の変化 — 12
    - C-2-3　II音の異常 — 14
      - a　II音の分裂 — 14
      - b　II音の亢進 — 16
    - C-2-4　過剰音（過剰心音） — 20
      - a　収縮期過剰音 — 20
        - a-1　駆出クリック（駆出音） — 20
        - a-2　収縮中期（後期）クリック — 22
      - b　拡張期過剰音 — 24
        - b-1　III音 — 24
        - b-2　IV音 — 25
        - b-3　房室弁開放音（opening snap） — 26
- **D 心雑音** — 27
  - D-1　雑音の発生 — 27
    - D-1-1　雑音は乱流から — 27
    - D-1-2　狭窄の形態が乱流発生を左右する — 27
    - D-1-3　血流速度が増すと乱流が大きくなる — 28
    - D-1-4　雑音の大きさは解剖学的形態と一対一対応ではない — 29

30	D-2	雑音の周波数（高調と低調）と聴診器のヘッド：膜型かベル型か？
30	D-3	収縮期心雑音
31	D-3-1	収縮期駆出性心雑音
32		a 機能性心雑音
33		b 器質的心雑音
34	D-3-2	収縮期逆流性心雑音
37	D-3-3	収縮期心雑音の最強点と疾患
37	D-4	拡張期心雑音
38	D-4-1	拡張期逆流性心雑音
42	D-4-2	拡張期流入性心雑音
44	D-4-3	拡張期心雑音の最強点と疾患
45	D-5	収縮期拡張期心雑音
45	D-5-1	連続性心雑音
51	D-5-2	to and fro（往復性）心雑音
53	D-5-3	心膜摩擦音
54	D-5-4	連続性心雑音／収縮期拡張期心雑音の最強点と疾患

II 各論

58	A	雑音と診断
61	B	新生児期発症の心疾患
63	B-1	完全大血管転位／転換症
65	B-2	総肺静脈還流異常症
66	B-3	大動脈縮窄複合（大動脈縮窄＋心室中隔欠損）
68	B-4	肺高血圧＋α
69	B-5	肺動脈閉鎖症＋動脈管開存
70	B-6	肺動脈弁欠如症

Contents

- 72 **C** 乳児期以降発症の主な疾患
- 72 C-1 心室中隔欠損症
- 72 　C-1-1 雑音の最強点
- 75 　C-1-2 欠損孔の大きさ，肺高血圧の程度による聴診所見の特徴
- 80 C-2 心房中隔欠損症（二次孔心房中隔欠損）
- 82 C-3 心内膜床欠損症（房室中隔欠損症）
- 82 　C-3-1 不完全型心内膜床欠損症（房室中隔欠損，一次孔心房中隔欠損）＋僧帽弁閉鎖不全
- 83 　C-3-2 完全型心内膜床欠損症（房室中隔欠損）＋僧帽弁閉鎖不全
- 84 C-4 動脈管開存症
- 87 C-5 Fallot四徴症
- 87 　C-5-1 右室流出路狭窄例
- 89 　C-5-2 肺動脈閉鎖例（所謂，Fallot四徴症極型）
- 90 C-6 肺動脈狭窄症
- 92 　C-6-1 肺動脈弁狭窄症
- 93 　C-6-2 肺動脈弁下（漏斗部）狭窄
- 94 　C-6-3 末梢性肺動脈狭窄症
- 94 　　附　先天性肺動脈弁閉鎖不全（肺動脈弁低形成）
- 95 C-7 大動脈弁狭窄症
- 97 C-8 Ebstein病
- 98 C-9 修正大血管転位症，心内合併奇形のない例
- 99 C-10 冠動脈瘻
- 101 **D** 術後例
- 101 D-1 大動脈肺動脈短絡術後
- 102 D-2 Fallot四徴症，心内修復術後
- 105 D-3 Rastelli手術後
- 106 D-4 人工弁置換術後
- 107 D-5 心膜摩擦音

Column

2	聴診は，患者・家族との信頼関係を築く重要で，かつ，簡単なツールである
5	あなたは心臓聴診所見を述べるとき「心雑音は……」と言ってはいないか？でも，それは正しいのか？
18	心音異常の聴取は診断へ導く
21	Ⅰ音の分裂：駆出音をしっかり聞き分けられるか？
25	Ⅲ音の正確な聴取が患者を救う
50	心雑音はすべて心疾患ではない
56	聴診は，良い聴診器だと良く聴こえるか？　Yes or No
58	Episode＝昔の経験＝
63	新生児の心雑音が心疾患発見のきっかけ？
108	索引

聴診の意義；序に代えて

　今，子どもの心臓病の診断法は？　と問われれば，おそらく全員が即座に「心エコー検査」と答えるだろう。しかし，本当に心エコー検査でしっかりと診断できるだろうか？　見落としはないだろうか？　心エコー検査法の教科書にある手順に忠実に従って記録すれば，診断精度が高いことは疑う余地はない。しかし，実際の診療の場面ですべての患者においてその手順通り検査されているだろうか？　省略はないだろうか？　また，心エコー検査の限界の一つにエコーウィンドウの問題があり，その陰に隠れた所見は当然取れない。また，新生児や重症患者では，検査に長い時間をかけると患者の状態を悪化させるリスクもある。

　もう一点，重要なことは，聴診所見は心臓機能の良し悪しを比較的簡単に推量することが可能である。確かに，綿密な心エコー検査の解析を行えば心機能はわかるといわれるが，拡張機能評価を含め果たしてそうであろうか？　成人に使われている諸指標の多くは，成長の早い新生児期乳児期さらには幼児期学童期の子どもたちにそのまま適用してよいのだろうか？　また，小児の診察，特にprimary careの現場で，手近に小児用の心エコー機器が常にあるとは限らない。しかし，聴診での"病態"の判断は，月齢，年齢を超えて共通なもので，その所見をしっかり把握し疑問を持つことが，適切な診療への第一歩である。

　形態診断病態診断は，初見時に何かを疑い，その後，陽性所見あるいは陰性所見を探しにいく作業である。詩人金子みすゞは

　青いお空のそこふかく，海の小石のそのように，
　夜が来るまで沈んでる，昼のお星は眼に見えぬ。
　見えぬけれどもあるんだよ。見えぬものでもあるんだよ。

と詠っている。これは，われわれにあらゆる物の見方を教えてくれてい

る。一見してそこに無いと思ったら，本当はあるものを無いと判断してしまうが，必ず何かあると思って探しにいくと見つかる。すなわち，何かそこにあるはずだというきっかけがあれば，診断精度を上げることができる。

　正しい診断の「きっかけ」となるのが患者の症状や理学所見である。心臓疾患，特に先天性心疾患の診断では，視診，触診，聴診がポイントとなる。いずれも所見を正確に取れるようになるには，それなりの訓練が必要であり，特に聴診所見はバラエティが大きく経験がものをいう。

　「右脳と左脳」（角田忠信著，1992年，小学館）という本がある。そのなかに虫の音について書かれている。日本人は普通に散歩をしていても，虫の音にすぐに気づくが，西欧人にはなかなか聞こえない。それは，われわれ日本人が虫の音の"文化"のなかで育ち生活していることによるもので，その文化のない西欧人には聞こえない，すなわち「学習しなかった音は聴き取れない」と述べられている。このことはまさに聴診にも言えることではないか。心音・心雑音の聴診に慣れ親しむ文化を自分のなかに醸成することによって，それまで聴こえなかった音や雑音を聞き分けられるようになる，ということである。

　筆者は，東京女子医大勤務時代，入院していたすべての患者さんの聴診を毎日朝夕2回欠かさず30年以上続けてきた。そのお陰で，聴診による診断や病態の把握の精度が向上した。と同時に，これは臨床医にとって最も重要なことであるが，毎日の聴診によって患者・家族との距離が縮まり医師患者間の信頼につながったと確信している。

　種々の心音・心雑音を聴けるこの書籍によって皆様の聴診への関心が高まり，心エコー検査の前に聴診する文化が身に付き診断精度が向上することを期待したいし，さらには，聴診という行為によって患者・家族への信頼が高められれば，作成者としては嬉しい限りである。

本書の聴診Trainingを聴くにあたって

1　イヤフォンかヘッドフォンで聴いて下さい。

　この聴診Trainingツールを聴くときには，スマートホンやPCの内蔵スピーカーではなく，面倒でも外付けのイヤフォンまたはヘッドフォン，あるいは性能の良いスピーカーを通して聴いてください。内蔵スピーカーでは低音成分の再生はまったく不十分で，それでは聴診所見の半分しかとらえていないことになってしまいます。

2　多少のノイズは聴診現場と同様です。

　ここに収録されている聴診音は，すべて実際のベッドサイドで収録したものです。今，心音図は姿を消しましたが，以前は無響室で記録していましたし，成人対象の同様の出版物における聴診音も同様に完全な環境のなかで記録され，とても聞きやすいものです。

　しかし，乳児・小児では，聴診音収録だけのために鎮静して無響室に連れて行くことはありませんし，実地臨床の場面では，子どもたちは覚醒し，普通に呼吸し，ときには泣いたり，それをあやす親の声があったりするなかで聴診をしています。すなわち，この本のなかの聴診所見もまさに現場を再現したもので，そのことを理解して所見に集中することも学んでください。

3　解説されたポイントを聞きとれるように何度も聞きましょう。

　それぞれの項目で聴診例の患者背景が記載され，聴診所見の説明と心音図を模した図があります。各タイトルにクリックボタンがあり，そこから実際に聴診音が聴こえるようになっています。

　最初に，解説を読んでその後に自分の耳で聴いて確かめるのもよいでしょうし，まず，聴診音を聴いて自分なりの解釈をして診断を考え，解説文・図を見て確かめるのもよいでしょう。1回ではなかなか耳に残らないことが多いと思いますので，繰り返し何度も聴いて身に付けていってほしいと思います。

I
総論

A
聴診器

B
聴診の基本

C
心音

D
心雑音

A 聴診器

　診断用には，聴診部位に当てるヘッド部分が膜型・ベル型の両方を備えているか，または，周波数を切り替えられるものを使う。膜型（あるいは高周波数用フィルター使用）は高調な音，ベル型（低周波数用フィルター使用）は低調な音の聴診に必須である。心音・心雑音には，種々の周波数のものがあるので，一定の音域しか拾えない聴診器は診断には不適である。ただ，心拍数や呼吸音のモニターのみであれば，膜型のみでもよい。

　ヘッドと耳をつなぐチューブの長さもポイントで，診断用の聴診器では，収集された音が最も効果的にイヤピースに達する長さになっている（図1-1）。麻酔中など，心拍・呼吸音のモニターのみに使用する場合には，目的に適した長さでよいが，心疾患・心病態の診断用としては適さない。

　ヘッドの大きさは，通常，正常体重の新生児から成人まで，いわゆる「成人用＝普通のサイズ」でよく，軽度低体重児でも聴診部位がある程度平坦であればそれで支障ない。低出生体重児で通常サイズのものではヘッドと胸壁に隙間ができてフィットしない場合には小さなヘッドが必要であるが，その分，集音範囲が小さくなり聴診音も小さくなる。

　イヤピースは，外耳道入り口から少し中に入ってフィットするものを選ぶ。あまり奥に入りすぎると，外耳道を刺激して痛くなるので適さない。また，外耳道は入口部から前方に向かっているので（図1-2），イヤピースを支える部分の角度を自分の耳に一番よくフィットする角度に調整しておくとよい。

Column

聴診は，患者・家族との信頼関係を築く重要で，かつ，簡単なツールである

　医療の大基本は，患者と医師の信頼関係の構築である。診察室で，子どもに不安を与えないように，あやしながら，あるいはお母さんに抱っこして貰ったまま，胸に聴診器を当てて聴診に集中する小児科医をみて，心配でいっぱいの親御さんはその医師の態度に信頼を寄せるのではないか。医師が患者・家族の信頼を得る第一歩が聴診である。われわれ医師は，聴診の間に患者側

図1-1 聴診器：診断用

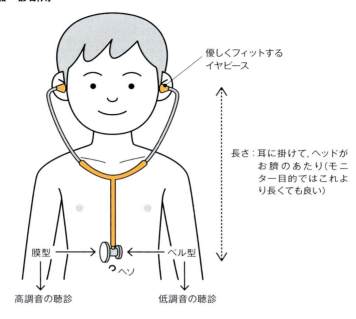

図1-2

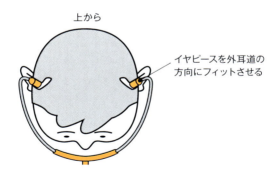

の心配や疑問を感じ取り，それに応える準備ができることもある。
　一方で，聴診をそこそこにエコー室に子どもだけを連れて行ってしまう医師がいるが，それでは患者家族と医師とが接する空間と時間が，余りにも淡白で，機械に頼る印象を与えてしまう。これでは，信頼を感じる暇があるだろうか？

B 聴診の基本

基本的な聴診部位と弁の関係を**図2**に示す。

まず膜型で聴診し，次いで，ベル型で聴診する。特に，房室弁部でのベル型での聴診は欠かしてはならない。

聴診所見を他の理学所見と組み合わせることによって，診断へ近づく（**表1**）。

図2 聴診部位と弁

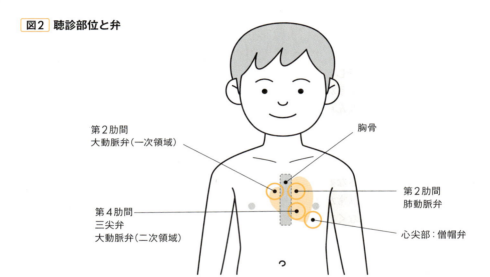

表1 聴診のツボ

理学所見と心臓部以外の聴診
① 上肢脈の左右差：左右鎖骨下／左右腋下
② Bounding Pulse：左右肩甲骨内側（大動脈・肺動脈側副血行路）
左右鼠径部（同部の動静脈瘻）
＋新生児心不全：頭蓋特に左右側頭部，肝臓（動静脈瘻）
③ 頸部でthrill：左右頸動脈部
④ 高血圧（特に若年性）：左肩甲骨内側／腰背部／腹部（大動脈縮窄）
聴診時の体位
① 僧帽弁逸脱のクリック（🔊**聴診音**18）は，立位で明らかになる
② 軽度大動脈弁閉鎖不全の拡張期心雑音は前傾姿勢で聴きやすい

C 心音

　持続の短い音を心音といい，持続の長い雑音と区別する。心音は，心周期（収縮と拡張の繰り返し）に伴って弁が閉鎖する際に発生し必ず聴かれるⅠ音とⅡ音があり，それ以外に，ほとんどの場合なんらかの病的な状態の際に発生する過剰音がある（後述）。

　Ⅰ音とⅡ音の間が収縮期，Ⅱ音の後，Ⅰ音までが拡張期である。

> **Column**
>
> **あなたは心臓聴診所見を述べるとき「心雑音は……」と言ってはいないか？　でも，それは正しいのか？**
>
> 　聴診器を通して聴こえるのは，確かに「雑音」もあるが，Ⅰ音，Ⅱ音，さらに過剰音のような「心音」がある。
>
> 　雑音は，なんらかの理由によって血流に生じた乱流を聴いている。心臓血管形態異常に起因したり，種々の病態で心臓血管内の血流速度が速くなったりした場合に，乱流が生じて雑音として聴こえる。したがって，心雑音は多くの場合，なんらかの形態異常や循環異常を示す。ただ，乱流の発生には血流速度が大きな要因なので，例えば強い心不全で血流速度が低下していれば，たとえ形態異常があっても乱流が少なく雑音も聞こえないか弱くなる。逆に，形態異常がなくても，運動時や甲状腺機能亢進など高心拍出で血流が速くなる状態では右室流出路などで乱流が発生し雑音となる（**心雑音の項：図21**, p.29）。
>
> 　一方，心音（Ⅰ音，Ⅱ音，過剰音）は多くのきわめて重要な情報を含んでいる。心音の強弱，過剰音が，種々の機能異常，形態異常を示す。例えば，Ⅰ音の強弱はP波（心房収縮）とQRS波（心室収縮）の同期喪失を表し，完全房室ブロックや房室解離で聴かれる。Ⅰ音，Ⅱ音が弱いあるいは聴き取りにくい場合は心収縮能低下，Ⅲ音は心拡張能低下を示す。Ⅱ音亢進は，大動脈が胸壁に近いか肺高血圧を示し，さらに，駆出音（駆出クリック）があればその血管は太いことがわかる，などである（**表2**, p.8）。
>
> 　本書で学んだ後に「心臓の聴診所見は？」と聞かれたら，「心音はコレコレで，このような雑音があります」と答えて欲しい。

C-1　I音とII音

　I音は心室圧上昇による房室弁（僧帽弁，三尖弁）の閉鎖音で，時相が近いのでほぼ単一に聴こえる。II音は心室収縮終了後に心室内圧下降に伴って半月弁（大動脈弁，肺動脈弁）が閉鎖する音で，正常右室圧では肺動脈弁閉鎖音がやや遅れてII音は分裂する（図3）。正常では右室圧が低いので肺動脈弁閉鎖音のほうが大動脈弁閉鎖音よりやや低調（〜ソフト）である。

　吸気時には右室流入量（＝一回拍出量）が増加して右室駆出時間が延長するため肺動脈弁閉鎖が遅くなりII音の分裂が拡大する。

図3　心周期と心音

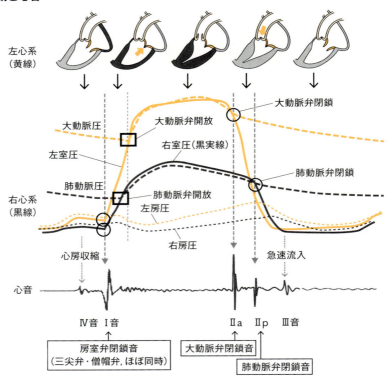

正常心音：幼児（図4）

3歳児健診で不整脈を指摘された。

胸骨左縁上部での聴診。Ⅱ音がⅠ音よりもやや強く聴こえるが，"柔らかい"感じで，これが正常の心音である。心疾患のないこのような子どもの聴診所見をしっかりと耳に（脳に！）残しておいて，それと違う場合に何が違うかを聴きに行く。すなわち，正常をしっかりと診断することが，心聴診の大基本である。

呼吸音が"邪魔"に聞こえるが，吸気に一致して心拍が速くなり，呼気時には遅くなる。生理的な呼吸性不整脈で，呼吸音が聞こえることによって診断できる。注意して聴くと，吸気時にⅡ音の分裂が明瞭となる。子どもに深呼吸をさせると，よりはっきりとする。この呼吸性不整脈は生理的な心拍変動を表し，その"消失"は，交感神経の高度な亢進（〜高度な循環不全），あるいは脳死状態にみられるような脱神経支配（denervation）状態を示唆し，いずれも重症である。

収縮期中期に柔らかい雑音がある。機能性心雑音であるが，この児ではかなり弱いので聴き取れないかもしれない。典型的な機能性心雑音は，心雑音の項（p.32，🔊**聴診音23**）でしっかりと聴く。

図4 正常：聴診音1

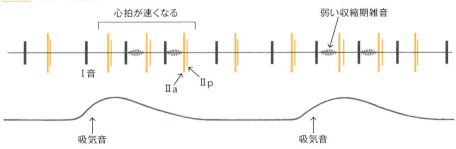

吸気で心拍が速くなり，Ⅱ音分裂が広くなる

🔊 聴診音 2　正常心音：乳児

6カ月健診で心雑音を指摘された男児。肺動脈弁口部での聴診。ベッドサイドでの録音のため背景に女性の声が聞こえるが，心臓聴診に集中してほしい。

呼吸音に一致して心拍がやや速くなる。この部位ではⅡ音がⅠ音より強く聴こえる。Ⅱ音は狭く分裂し，心拍数が速いので認識が難しいが吸気の呼吸音とともに分裂がやや広くなる。この例では収縮期中期に機能性心雑音を聴く（**心雑音の項**，p.32参照）。

🔊 聴診音 3　正常心音：学童

入学時心臓検診で，心雑音を指摘された"健康な"6歳児。

Ⅰ音，Ⅱ音が柔らかい印象である。この年齢では心拍数が速くないので，呼気に一致したⅡ音の分裂がしっかりとわかる。やはり機能性心雑音がある。

C-2　心音の異常（表2）

Ⅰ音，Ⅱ音の異常を聴き取り，過剰音をしっかり把握する。過剰音は通常異常である。ただ，Ⅲ音は健常者でも拍出量増加時，立位座位から臥位になったときに聴き取れることがある。この際，聴診器ヘッド部分の膜型とベル型を上手に使い分けるのが聴診のコツで，特に拡張期過剰音はベル型での聴診でないと聴こえないことが多い。

表2　心音・過剰音と病態

心音の強弱
・弱い（distant, muffled）：心不全，低心機能，心筋症（拡張型），心囊液貯留，Ebstein病
註：聴診，Xpが拡張型心筋症でbounding pulseは左冠動脈肺動脈起始症の可能性
・強い〜亢進（dynamic, brisk）：発熱，甲状腺機能亢進，貧血，心不全のない短絡疾患，肥大型心筋症（拡張相移行前）
註：発熱があって心音亢進が無い場合，心筋炎の可能性

次頁へつづく

表2つづき

Ⅰ音

- 減弱：PR時間延長
- 亢進：PR（Q）時間短縮～P/QRS同時
    - 房室弁狭窄：器質的弁狭窄
    - 相対的狭窄：三尖弁　心房中隔欠損（房室弁上左右短絡）
    - 僧帽弁　心室中隔欠損（VSD）・僧帽弁逆流
    - （註：短絡疾患ではQp/Qs＞2，あるいは逆流が有意に多い場合）
    - 右室圧上昇：肺動脈狭窄（Ⅱp減弱），肺高血圧（Ⅱp音亢進）
- 強弱の変化：完全房室ブロック，房室解離，Wenckebach型Ⅱ度房室ブロック

Ⅱ音

- 単一：完全大血管転位症，VSD＋肺動脈閉鎖，総動脈幹症
- 亢進：前方大動脈（完全大血管転位/修正大血管転位，Fallot四徴，など）
    - 肺高血圧
- 減弱（Ⅱpの減弱）：肺動脈弁狭窄，Fallot四徴症など
- 分裂：心房中隔欠損（固定性）
    - 大動脈弁狭窄（奇異性），肺動脈弁狭窄（重症ではⅡ音が聴こえず不明瞭）
    - 完全右脚/左脚ブロック，WPW症候群の一部，漏斗胸

過剰音

- Ⅲ音：急速流入血が心室壁に当たる音（「ベル型」で聴診する）
    - 心室流入増大　心尖部（僧帽弁位）：心室中隔欠損～類似疾患，僧帽弁逆流
    - 心拍出量増加：　　　運動，発熱など
    - 三尖弁位：　　　　心房中隔欠損（房室弁上左右短絡疾患）
    - 心室拡張障害：心不全，肥大心，心筋疾患（心筋炎も含む），右室低形成心
- Ⅳ音：心房拍出が心室壁に当たる音（「ベル型」で聴診する）
    - 心室拡張障害：肥大心，拘束型心筋症，右室低形成心
- Ⅲ音＋Ⅳ音
    - Ebstein病（Ⅰ音，Ⅱ音減弱）
- 駆出（クリック）音：心室駆出開始時の高調な音，時に"強いⅠ音"と聴こえる（「膜型」で聴診する）
    - 半月弁異常：弁性狭窄，二尖弁
    - 太い大血管：Fallot四徴，総動脈幹，肺高血圧，特発性肺動脈拡張，Marfan症候群
- 収縮中期クリック音（「膜型」で聴診する）
    - 僧帽弁逸脱@心尖：しばしば立位でのみ聴かれる
- 拡張期クリック（opening click）
    - 僧帽弁狭窄（先天性では形態的特長から聴こえない例が多い）（「ベル型」で聴診する）
    - 僧帽弁人工弁置換術後：人工弁開放音（「膜型」で聴診する）

C-2-1 心音の亢進・減弱

心音の異常（＝亢進または減弱）を聴き取れるようになるためには，正常心音を常に注意深く聴いて，耳（脳）にそれをしっかりインプットしておくことが肝要である。

Ⅰ音，Ⅱ音の異常は亢進と減弱がある。それらの亢進は，心機能亢進，心拍出量増加状態（発熱，運動，貧血，甲状腺機能亢進，有意の系統動静脈瘻など），短いPR時間の例で聴かれ，briskまたはdynamicと表現される。

一方，減弱は，聴診器を当てたときに「あれ？　よく聴こえない！」あるいは「弱い！」と感じる心音で，distantあるいはmuffledと表現される。房室弁閉鎖速度が遅くなる心収縮能低下・心不全の場合と，心囊液貯留の場合がある。前者は，拡張期過剰音（Ⅲ音さらにはⅣ音）を伴うことが多く，過剰音は低調なのでベル型での聴診が必須である。後者は，心機能は正常でも心囊内の貯留液によって音が減衰するため，心音が遠くに聞こえ，文字通りdistantとなる。また，PR時間延長でも減弱する。

発熱時は通常dynamic〜briskとなるが，減弱していれば心筋炎を除外する必要がある。

🔊 聴診音 4　弱い心音：Ebstein病（図5）

4歳，Ebstein病。胸骨左縁下部でベル型での聴診である。

これまで聴いてきた正常の心音に比べて明らかに籠った感じで，Ⅲ，Ⅳ音があり四部調律である。Ⅲ音の聴取は比較的容易だが，Ⅳ音は，まずⅠ音に集中してその直前の低調の弱い音（鼓膜を押すような微かな音）を聴き取る。

この例では，三尖弁逆流による収縮期逆流性雑音があるが，右室機能低下のため雑音も弱い。心機能の低下と雑音の関係との関係は，「心雑音」の項で述べるが（p.29），一般に心機能が低下していると雑音は弱い。

図5 弱い心音：Ebstein病

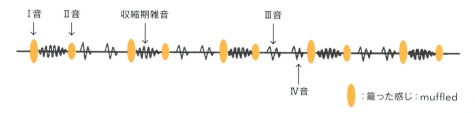

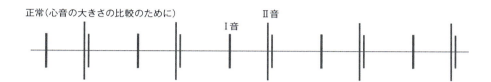

C-2-2　Ⅰ音の異常

ここではⅠ音のみの異常を示す。

a　亢進

①右室圧上昇による三尖弁閉鎖音の増強，②房室弁の器質的・機能的狭窄，③短いPR時間で聴かれる。

①では，右室圧上昇が速いため三尖弁が高速で勢いよく閉鎖し，閉鎖音が増強する（各論 **PH＋の例**，p.68，**重症PSの例**，p.92）。②では，房室弁が拡張期終末まで大きく開放したまま，次の収縮によって開放位からの大きな振幅で閉鎖するため閉鎖音が増強する。正常の場合，拡張期後半では房室弁は半閉鎖位にあり心室収縮時の閉鎖振幅が大きくなく閉鎖音も正常である。③では次の機序による。通常のPR時間では心房収縮によって解放した房室弁は，PR時間の間に半閉鎖位になった弁が次の心室収縮で閉鎖する。PR時間が短いと，心房収縮による房室弁完全開放位から，次の心室収縮で閉鎖する際の閉鎖振幅が大きくなってⅠ音の増強となる（🔊 **聴診音5，6**）。

b 減弱

PR時間延長で聴かれ，これは長いPR時間の間に心室流入が続き房室弁をより閉鎖位に近づけるため，閉鎖の振幅が小さくなり閉鎖音が減弱する。同様に洞停止でもⅠ音は減弱する。

c 強弱の変化

Ⅰ音の強弱の変化は，聴診中にPR時間が変化することを表す。PR時間はゼロ前後（PとQRSがほぼ同時）ならばⅠ音は強く，PR時間が延長または心室収縮（QRS）が先行する心房収縮（P）を伴わなければⅠ音は減弱する。

この所見を聴いたら，完全房室ブロック，Wenckebach型房室ブロック，房室解離を考える。完全房室ブロックでは心拍が整（regular）である（🔊聴診音7）。この場合，Ⅰ音亢進は，頸静脈でのcannon A波を伴い，患者は「強い動悸」を首で感じることが多い。

聴診音5

強いⅠ音：心房中隔欠損症（図6）

3歳。胸骨左縁第4肋間（三尖弁口部，図2）でのベル型での聴診。

Ⅰ音が亢進している。Ⅱ音の固定性分裂もあるが，この聴診部位ではあまり明確には聴こえない。この部位でのⅠ音の亢進は心房中隔欠損など房室弁上左右短絡疾患の診断のきっかけになる。この例では，三尖弁の相対性狭窄による拡張期（流入）心雑音も聴こえ，Qp/Qs比＞2を思わせる。

図6 強いⅠ音：心房中隔欠損　三尖弁口部

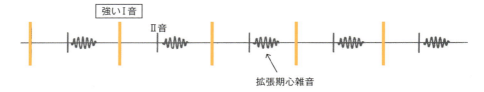

強いⅠ音：先天性僧帽弁狭窄症

聴診音 6

4歳，先天性僧帽弁狭窄症。心尖部（僧房弁位口部）でのベル型での聴診。「ラットゥルル」と聴こえる。ここでは「ラッ」と聞こえる強いⅠ音を聴いてほしい。

「トッ」はⅡ音でⅠ音よりやや弱い。その後，低調な拡張期心雑音がある。この例では軽度の僧帽弁逆流による収縮期心雑音もある（🔊**聴診音22**を参照）。

強弱のあるⅠ音：完全房室ブロック（図7）

聴診音 7

18歳，先天性完全房室ブロック。重症肺動脈弁狭窄症に対して，乳児期に弁切開術を受けている。脈拍数が＞50であること，下位からの"期外収縮"がないこと，夜間も＞2秒のpauseがないことなどから，これまでペースメーカ植え込みなしに経過している。

この例では心音，特にⅠ音に注目して聴いてほしい。心房収縮の直後に心室が収縮すると，房室弁は最大開放から急に閉鎖し，大きな閉鎖音となる［**図7**中，（2）のⅠ音］。心房収縮から長い時間があると，房室弁は心室内圧の上昇によって半閉鎖となり，次の心室収縮ではその位置から閉鎖するので，閉鎖音は（2）に比べて弱い。PR時間が長いほどⅠ音は弱くなる［**図7**中，（1），（5）のⅠ音］。

なお，軽度の肺動脈弁狭窄症＋閉鎖不全が残存しており，その雑音も聴こえる。

図7 Ⅰ音の強さの変化：完全房室ブロック

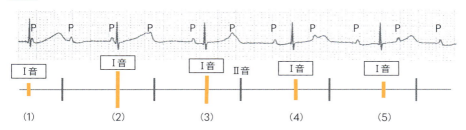

C-2-3　Ⅱ音の異常

a　Ⅱ音の分裂

　Ⅱ音は半月弁閉鎖音である。正常では左右心室圧関係から大動脈弁がまず閉鎖し，続いて肺動脈弁が閉鎖する（図3）ので，その閉鎖音は分裂する（図4でも提示；図8）。

　正常では呼吸性変動があるが，それは吸気で，静脈帰来が増え右室一回拍出量が増えるため右室拍出時間が長くなり肺動脈弁閉鎖が遅れるために起こる。

　異常所見として，呼吸の影響を受けない固定性分裂（🔊聴診音9，図9），吸気に狭くなる奇異性分裂（🔊聴診音10，図10）がある。

　強い肺高血圧があれば，大動脈弁閉鎖と肺動脈弁閉鎖とがほぼ同時になり，分裂は狭く聴診では判別が難しいことが多い（🔊**聴診音14，15**）。また，肺動脈の解剖学的閉鎖や後方起始では大動脈弁閉鎖音のみを聴き，Ⅱ音は単一となる（🔊**聴診音11～13**）。

　完全右脚ブロックでは，分裂が幅広く，吸気でより広く分裂する。肺動脈弁狭窄症でもⅡ音は幅広く分裂し，肺動脈弁閉鎖音Ⅱpは減弱する（各論　🔊**聴診音73**）。ただ，狭窄の強い例ではⅡpはさらに減弱し聴き取れないことが多く，そのような例でⅢ音があれば右室肥大の進行〜右室不全を示す。

正常のⅡ音（図8）

　8歳。特発性胸痛で受診した児で，器質的心疾患は否定された。

　Ⅰ音，Ⅱ音とも柔らかく，Ⅱ音は分裂している。この分裂は吸気音とともに広くなるのがわかる。聴診時に深呼吸をさせると，より明らかになる。

図8 正常のⅡ音の分裂

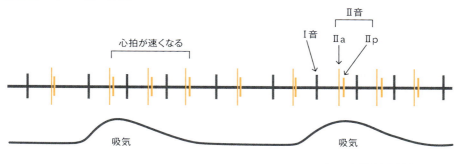

吸気で心拍が速くなり，Ⅱ音分裂がはっきりする。

Ⅱa＝大動脈弁閉鎖音
Ⅱp＝肺動脈弁閉鎖音

Ⅱ音の固定性分裂：心房中隔欠損症（図9）

聴診音 9

4歳，女児。胸骨左縁第二肋間（肺動脈弁口部）での聴診。

Ⅱ音は分裂していて，同時に聞こえる呼吸（吸気）音にかかわらず一定の分裂幅である。これを，Ⅱ音の固定性分裂といい，ある程度以上の短絡量がある心房中隔欠損症に特徴的な所見である。

図9 Ⅱ音の固定性分裂

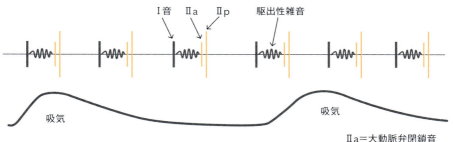

正常と違って呼吸によるⅡ音分裂幅の変化はない。

Ⅱa＝大動脈弁閉鎖音
Ⅱp＝肺動脈弁閉鎖音

Ⅱ音の奇異性分裂：完全左脚ブロック（図10）

聴診音10

4歳，完全左脚ブロックを伴った心筋症．

左室内伝導遅延の影響で大動脈弁閉鎖音（Ⅱa）が，肺動脈弁閉鎖音（Ⅱp）の後ろにくる．吸気によってⅡpが後方に移動するため，その後ろにあるⅡaに近づき，吸気時にⅡ音分裂が狭くなる．呼吸音の聞こえない呼気時に，Ⅱpが元に戻ってⅡ音分裂が広くなる．

この例では，この心音記録の時点で左室ポンプ機能は正常で，心音の減弱はなく拡張期過剰音（Ⅲ音，Ⅳ音）は聴かれない．すなわち，この児の診察時には常に心音所見を注視して，心機能の良否の判断に資している．

有意の大動脈弁狭窄症でも，左室駆出時間の延長に伴いⅡaがⅡpの後ろになって，同様の聴診所見となる．この場合，狭窄弁による駆出音および狭窄による雑音を伴うので，伝導異常による例とは区別できる．

図10 Ⅱ音の奇異性分裂：完全左脚ブロック

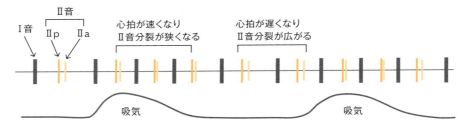

Ⅱa＝大動脈弁閉鎖音，Ⅱp＝肺動脈弁閉鎖音
左脚ブロックのため，ⅡaがⅡpの後ろ．吸気でⅡpが後ろに動いて，Ⅱ音の分裂が狭くなる．

b Ⅱ音の亢進

大動脈が1本の場合，大動脈が前方に位置する場合には，大動脈弁が前胸壁＝聴診器に近いのでその閉鎖音が近くで亢進して聴こえる．肺動脈弁閉鎖音（Ⅱp）は，肺動脈弁そのものがない（肺動脈閉鎖合併）か，後方に位置する場合（完全大血管転換症など）では聴こえず，Ⅱ音は単一となる．

また，重症な肺高血圧では右室圧が左室圧に近づき，あるいは同等となり，両半月弁の閉鎖がほぼ同時に起こる．このため，Ⅱ音の分裂は狭くなるか同一に聴こえる．さらに肺動脈弁が高圧で閉鎖するためⅡpが

亢進し，大動脈弁閉鎖音と協調して強く亢進する。

大動脈が拡張している場合には駆出音があり，またその拡張が強い例では大動脈閉鎖不全合併例もあり，それらでは高調が拡張期逆流性雑音を聴く（🔊聴診音11）。

🔊聴診音11　Ⅱ音の単一亢進（図11）

12歳，Fallot四徴症＋肺動脈閉鎖。

Ⅱ音は前方に偏位した太い大動脈の弁閉鎖音で，胸壁に近いため亢進している。肺動脈が閉鎖しているため肺動脈弁閉鎖音はなく，Ⅱ音の単一亢進となっている。

この例では右室圧が高いのでⅠ音も亢進し，また後に述べる駆出音（クリック音）もきれいに聴こえる。

「トゥロッ，タ！」と聴こえる。「タ！」がⅡ音で，Ⅱpはなく，単一で亢進している。「トゥ」がⅠ音，「ロッ」が駆出音である（後に再掲，🔊聴診音16，p.21）。この例では微かに大動脈弁逆流雑音がある。

図11　Ⅱ音の単一亢進：Fallot四徴症極型

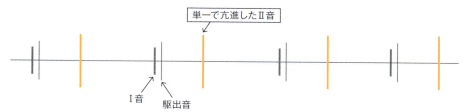

🔊聴診音12　Ⅱ音の単一亢進（図12）

5歳，修正大血管転位症（＋小さな心室中隔欠損）。胸骨左縁上部，膜型での聴診。

前方から起始している大動脈弁の閉鎖音が，Ⅱ音の亢進として聴こえる。肺動脈は後方（胸壁から離れて）起始するため，その閉鎖音（Ⅱp）はほとんど聴こえない。

この例では，late systolic accentuationを伴った全（汎）収縮期心雑音があり，小さな心室中隔欠損を示唆する（総論🔊聴診音26，図27，各論🔊聴診音58，図61）。

図12　Ⅱ音の亢進：修正大血管転位症（＋小さな心室中隔欠損）

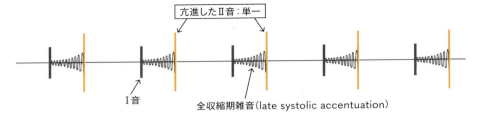

亢進したⅡ音：単一

Ⅰ音

全収縮期雑音（late systolic accentuation）

心音異常の聴取は診断へ導く

ある日，開業の内科医から「Ⅱ音の亢進が気になる」と言って思春期の青年が紹介されてきた。聴診上，Ⅰ音はやや強勢で駆出音なく，Ⅱ音が確かに亢進しており，雑音はなかった。胸部X線写真と心電図は図12に示した通りで，典型的な心内奇形のない修正大血管転位症であった。その開業の先生に脱帽である。

図12-1

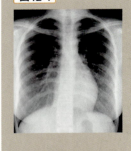

図12-2

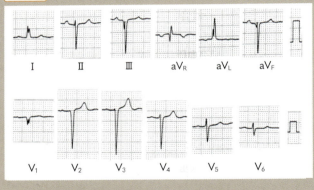

Ⅱ音の単一亢進（後に再掲，各論 🔊聴診音44，p.64）

聴診音13

生後6日，完全大血管転位症Ⅰ型。

Ⅰ音，Ⅱ音とも強勢で，特にⅡ音は単一で亢進している。新生児にしても頻拍である。さらに，この例は，人工換気中で呼吸音が一定間隔で聴こえるが，その呼吸に同調した心拍の変動が無い。著明な頻拍と心拍変動がないのは重症のサインである。ただ，最重症では，心音がやや籠った感じ（muffled）となり，Ⅲ音がありGallopとなるが，この例ではそこまではいっていない。

Ⅱ音の亢進（図13）

聴診音14

18歳，心室中隔欠損＋重症肺高血圧（Eisenmenger症候群）（後に再掲，🔊聴診音29，p.40）。

「タラットンツァー」と聴こえる。この「トン」が亢進したⅡ音である。ここでは，このⅡ音に集中して聴いてほしい。Ⅱ音は狭く分裂し後方のⅡpが亢進しており，しかも分裂幅が狭いので，強い肺高血圧とわかる。

Ⅰ音（タ）の直後の「ラッ」は肺動脈拡張による駆出音であり，その拡張のため肺動脈閉鎖不全が発生していることが，Ⅱpに引き続き聴こえる弱い高調の雑音「ツァー」によって診断できる。

図13　Ⅱ音の亢進：肺高血圧（Eisenmenger症候群）

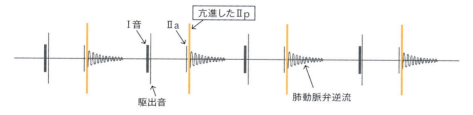

Ⅱ音の亢進（図14，各論に再掲，🔊聴診音47，p.66）

聴診音15

生後6日，総肺静脈還流異常症心下型。強い肺高血圧を合併。

Ⅰ音，Ⅱ音とも亢進し，Ⅱ音は🔊聴診音14と同様狭く分裂し，Ⅱpが亢進している。Ⅰ音の亢進は高い右室圧による。

この例は，頻拍で心拍の呼吸性変動がなく，重症である。また弱いながらもⅢ音（後述）が聴こえ，右室もギリギリで頑張っていることがわかる。

図14 Ⅱ音の亢進：肺高血圧，新生児，総肺静脈還流異常症心下型

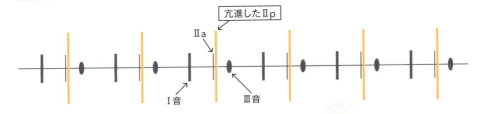

C-2-4 過剰音（過剰心音）

Ⅰ音，Ⅱ音以外の心音を過剰音（過剰心音）といい，収縮期過剰音と拡張期過剰音がある。

収縮期過剰音は，半月弁開放とほぼ同時に聴こえる駆出音（駆出クリック：ejection click），大動脈弁置換術後の機械弁開放音（opening click，🔊聴診音90）があり，また，収縮期中〜後期に聴こえる収縮中（後）期クリック（mid/late-systolic click，🔊聴診音18，19）がある。ともに高調で，膜型でとらえる。

拡張期過剰音は，心室流入音と房室弁開放音がある。心室流入音は流入血が心室壁を揺らす音で，非常に低調で弱い音なので，ベル型を使ってかなり意識的に聴かないと聴こえない。心室急速流入期に聴こえる音がⅢ音で，心房収縮に伴う音がⅣ音である。

房室弁開放音は，僧帽弁狭窄で狭い弁が開く際に聴かれるopening snap（🔊聴診音22），房室弁位人工弁開放時のopening click（各論，🔊聴診音89）がある。

a 収縮期過剰音

a-1 駆出クリック（駆出音）

駆出の開始とほぼ同時（図3の□の時点，p.6）に聴かれる高調の弾くような心音で，Ⅰ音の分裂のようにも聴こえる。また，Ⅰ音との時間間隔が短い場合には強いⅠ音として聴こえることがある。

半月弁の形態異常（狭窄弁，二尖弁など），太い大動脈（Fallot四徴症，肺高血圧など）で聴かれる。また，大動脈弁位機械弁の例での注意深い

聴診で，弁開放音も聴くことができる（Ⅱ．各論：人工弁置換術後，🔊聴診音90）。

> ## Column
>
> ### Ⅰ音の分裂：駆出音をしっかり聞き分けられるか？
> ### 文献の紹介。
>
> 大動脈二尖弁症（BAV）は生涯に亘ってmorbidityがあることは有名である。BAVの発見のきっかけはⅠ音に続く駆出音の聴取である。しかし，しばしばⅠ音の分裂として処理され，BAVが見逃されている。
>
> Heotingらは，その点について以下の検討を行っている。心エコー検査で確認されたBAVの2例，房室弁による良性のⅠ音分裂の2例について，それぞれで録音された心音を，21名の小児循環器専門医に聴かせ，10年以上の経験者とそれ以下の"若手"での聴き分けの能力を比較した。
>
> 聴き分けの正確さは，BAVが38％，Ⅰ音分裂が41％ととても悪く，経験の差はなかったとしている。
>
> #### 筆者のコメント
>
> 心エコー検査の普及以後，多くの小児循環器医・循環器医にとって聴診所見の診断価値の比重が落ちて来ていることは自明である。もう30年も前に「最近では聴診器を持たない循環器専門医がいる。嘆かわしいことだ。」とアメリカの友人が語っていたことを思うと，この論文での10年以上の経験のある小児循環器医はどれだけ聴診に長けているのか，大いに疑問が残る。そう思うとこの論文の結論は私には納得できない。音質を注意深く聴きとる習慣をつければ，駆出音と房室弁閉鎖音の区別はかなり可能である。今回のこの本は，そのことに細心の注意を払って作成した。
>
> 出典 Hoeting NM, et al: Systolic ejection click versus split first sound : Are our ears deceiving us?. Congenit Heart Dis 2017;12:417.

聴診音 16

駆出音，太い大動脈（図15）

12歳，Fallot四徴＋肺動脈閉鎖。太い大動脈に伴う駆出音。「トゥロッ，タ」と聴こえる。「トゥ」がⅠ音，「ロッ」が駆出音，「タ」がⅡ音で，Ⅱ音はⅡpがなく単一で亢進している。

駆出音は半月弁の狭窄や二尖弁でも聴かれる（後述）が，この例では駆出音の後に駆出性雑音がないこと，Ⅱ音の後に微かに高調の逆流性雑音

があり，起始動脈が太いことが示唆される（前掲，🔊**聴診音11**，**図11**，p.17）。

図15 駆出音：太い大動脈

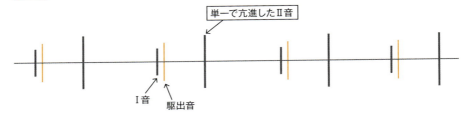

🔊 **聴診音17**

駆出音，半月弁異常（**図16**）

大動脈二尖弁の学童。

Ⅰ音が狭く分裂しているように聞こえ，後ろの音はやや高調で，これが駆出音である。この例では，前の例（🔊**聴診音16**）に比べ，Ⅰ音と駆出音の間隔が短い感じがする。やはり初めの心音は「ツゥロッ」と聴こえ，「ロッ」の部分が駆出音である。

この例では，軽度の大動脈弁狭窄があるため収縮期駆出性心雑音（後述）も聴こえ，Ⅱ音が吸気音とともに大きく分裂する呼吸性分裂（正常）がきれいに聴こえる。

図16 駆出音：大動脈二尖弁症

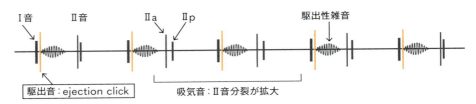

a-2　収縮中期（後期）クリック

Ⅰ音とⅡ音の中間または時にⅡ音に近く聴かれる高調の過剰音である（🔊**聴診音18，19**，**図17**）。

心尖部にあれば僧帽弁逸脱を考える。やせ型の女性に多く，ほとんど

の例では経過とともに逸脱は改善し，クリック音も消失する．

このクリック音は立位で前方（Ⅰ音に近づくように）移動し，深吸気・臥位で後方，Ⅱ音方向に動く．

特殊な例として単心室やFontan型手術後での房室弁逸脱で，心尖部にこのクリック音が聴かれることがある．まれながら，三尖弁逸脱による場合，三尖弁口で聴かれる．

聴診音18 収縮中期クリック，僧帽弁逸脱症

僧帽弁逸脱症の女児の心尖部での聴診．

「ドゥコッラ」と聴こえる．Ⅰ音（ドゥ）とⅡ音（ラ）の丁度中間くらいに，「コッ」と，乾いた，ひっかかるような高調の音が聴こえる．これが収縮期中期クリック（mid-systolic click）である（**図17**）．

この例ではⅠ音が狭く分裂している．この分裂音はともに"柔らかい"感じで，駆出音の"はじける"感じとは違うことを聴き分けてほしい．

図17 収縮中期クリック：僧帽弁逸脱

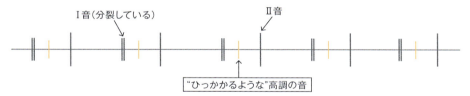

聴診音19 収縮後期クリック

思春期のやせ型の女性での心尖部での聴診．

この例では，収縮期後半，Ⅱ音の前に，木を軽く叩くような過剰音がある．「ト．．．コッン，タ」と聴こえる．「ト」がⅠ音，「タ」がⅡ音で，「コッン」が聴いて欲しいクリック音で，この例では収縮後期クリック（late-systolic click）となっている．Ⅱ音の分裂のようにも聴こえるが，クリック音が高調で明らかにⅡ音の分裂とは違う．

この例では，心エコー上で典型的な僧帽弁逸脱を認めた．通常，弁逆流を伴わない僧帽弁逸脱は，経過とともに消失していくことが多い．なお，僧帽弁逆流があると，雑音が収縮後半に強くなるか後半だけとなる（🔊 **聴診音26**，p.35）．

b 拡張期過剰音

b-1 Ⅲ音

Ⅱ音の後，やや時間をおいて心室急速流入期＝ドップラー流入波形"E波"に一致して聴かれる低調な音で，心房からの流入血が心室壁に当たって発せられる。この音は「ベル型」で，意識して聴診しないと容易に聴き逃す。

Ⅲ音は，心不全，左室流入増加，心室拡張障害などの病態診断や重症度判定に重要な情報である。

ただ，正常でも運動時や運動直後，外来受診時の座位または立位から臥位になった直後に聴かれる。

🔊 聴診音20

Ⅲ音：心不全の強い心室中隔欠損症＋僧帽弁逆流の乳児

乳児，心室中隔欠損＋僧帽弁逆流で心不全症状が強い例で，心尖部でベル型での聴診。

収縮期逆流性心雑音が聴こえるが，ここでは拡張中期にある低調な"音"に注目する。過剰な左室流入によるⅢ音である。

この例では左室流入が多いため，僧帽弁の相対的狭窄によってⅠ音が強く（🔊 聴診音6, p.13），Ⅲ音に引き続いて低調な拡張中期心雑音（流入雑音）も聴かれる（図18）。

図18 Ⅲ音：心不全の強い乳児期心室中隔欠損症＋僧帽弁閉鎖不全

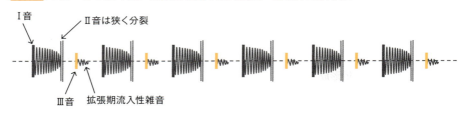

Column

Ⅲ音の正確な聴取が患者を救う

日本小児循環器学会元理事長の故本田悳先生からお聞きした話である。

月に1度,頼まれて離島の小さな診療所に手伝いに行っていた時のこと,前日発熱した元気のない蒼白な乳児が受診してきた。診察すると,脈は速く弱い。聴診すると心音が弱くⅢ音が著明でGallop様であった。その診療所には心電図も心エコー機器もなかったが,理学所見から急性心筋炎を強く疑い,ご自分の小児病院にヘリコプター搬送。そこで診断を確定させ,適切な治療によって救命できたとのことであった。まさに,ベテラン名医の慧眼がこの赤ちゃんを救った訳である。

b-2 Ⅳ音

この聴取は難しい。Ⅰ音の直前,心房収縮に伴う心室流入=ドップラー流入波形"A波"に一致して聴かれる低調の弱い音で,「ベル型」で聴診する。Ⅰ音に集中して,その直前の音を探しにいって,やっと認識できる周波数の低い音で,音というより"鼓膜を揺らす"程度の弱い低調な音である。

心不全,左室流入増加,心室拡張障害,Ebstein病で聴かれ,正常では聴かれない。

右室拡張障害残存例(図19)

小学校低学年。肺動脈弁狭窄+右室低形成(中等度)に対して,乳児期に2心室修復を行った。右室流出路での圧較差はなく収縮期心雑音はないが,胸部X線上右房拡大がある。

胸骨左縁下部における「ベル型」での聴診。

図19 Ⅲ,Ⅳ音:右室低形成心室修復術後,右室拡張障害残存

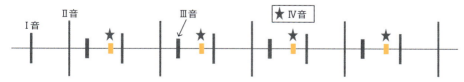

b-3 房室弁開放音（opening snap）

僧帽弁狭窄，あるいは，房室弁位の機械弁（🔊**聴診音89**，p.106）で聴かれる。ただ，小児の僧帽弁狭窄は，強い弁変形や弁下組織による狭窄が多く，その場合には開放音は聴こえない。

🔊**聴診音22**

先天性僧帽弁狭窄症（🔊**聴診音6**と同一例，**図20**）

心尖部でのベル型での聴診。「ラットゥルル」と聴こえる。強い「ラッ」がⅠ音で，「トッ」はⅡ音である。その後，低調な拡張期心雑音がある。この例では軽度の僧帽弁逆流による収縮期雑音もある。

拡張期に「ルル〜ドロドロ」という感じの低調な雑音が聴こえる。注意しないと収縮期と間違うが，自分で息を吸う感じで聴くと拡張期に聴こえる。その雑音の開始時に雑音に埋もれるように中〜低音の弱い音があり，これが狭窄僧帽弁の開放音である。難しいと思うが，この弱い開放音を聴き取ってほしい。ただ，先天性僧帽弁狭窄症では，弁の形態異常が強かったり，弁下組織の異常を伴っていたりで，開放音がない例が大多数である。

心尖部での強いⅠ音が，僧帽弁狭窄を示唆し，拡張期の聴診所見を取りにいくきっかけとする。

図20 房室弁開放音（opening snap）：先天性僧帽弁狭窄症

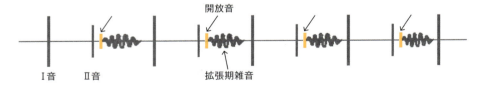

Ⅰ音　Ⅱ音　開放音　拡張期雑音

D 心雑音

D-1 雑音の発生

D-1-1 雑音は乱流から

　正常の血管や心臓の中の血流は基本的に層流～それに近い流れで，乱れ（乱流）はないか少ない。一方，血流路の中に狭い部分があると，その部分で血流はいったん中心部分に収束して，狭窄後には次第に元の流れのパターンに回復（＝流れの回復）する。狭窄直後は血流は中心部に収束したままで血管壁との間に間隙ができる。そこでこの間隙に中心流から分かれた（剥がれた）血流（流れの剥離）が生じ，間隙を埋める。剥離した血流は本流の方向とは異なり反転する流れ（乱流）となり（図21），この乱流が雑音の源となる。

　一方，狭窄がないかごく軽度の場合や，血管の正常の曲がりや口径の変化でも，血流が著しく速い場合には，乱流が発生することがある。さらに，弁の閉鎖不全による逆流では，逆流血流に対して弁がオリフィス型（次項）となって乱流が発生する。

　雑音の大小は乱流の多少に平行し，それは雑音発生部の形態と血流速度によって決まる。

D-1-2 狭窄の形態が乱流発生を左右する

　狭窄形態は大きく分けてオリフィス型とノズル型がある（図21）。オリフィス型では，狭窄部位で中心部に収束した血流が狭窄前の状態に回復（流れの回復）するまでにある程度の距離があり，この部分で流れの剥離が生じ乱流を生む。一方，ノズル型では狭窄後の形態が流れの回復に沿った形のため，流れの剥離は生じないか少ない。このため，狭窄口径が同じでも，オリフィス型のほうがノズル型よりも聴かれる雑音が大きい（**One Point**）。

　ただ，狭窄形態は図21のように明確に二分されるものではなく，狭窄口径が急に変化するオリフィス型に近いノズル型や，入り口はノズル型でも出口で口径が急に太くなる流体動態的にはオリフィス型に近くなる

場合もあり，他の所見と総合して判断する必要がある。

> **One Point**
>
> 乱流の大きさが流れのエネルギー損失（＝圧力損失）の大きさに相当し，乱流が大きいほど狭窄前後での圧較差が大きい。狭窄前の血流速度と狭窄部の口径が同じ場合，狭窄部での血流速度は同じであるがオリフィス型のほうがノズル型より乱流が多くなるので，前後での圧較差が大きい。このことはドップラエコーでの流速を使った簡易Bernoulli式による圧較差評価の際に常に留意しておく必要がある。

D-1-3　血流速度が増すと乱流が大きくなる

速い血流が狭窄部に流れ込むと，狭窄で収束した血流速度も速く，狭窄後も収束したまま"より"下流まで到達する。言い換えれば"流れの回復が遅れる"。そのため，その間での血流の剥離部分が長くなり，乱流が多くなって雑音が強くなる。逆に，流入速度が遅いと収束した血流速度が遅く，流れの回復も速いため剥離部分の距離が短く乱流も少なく雑音も強くない。

また，通常乱流を生じないような（圧較差がないか少ない）ノズル型狭窄でも，血流が増えればその程度に応じて流れの剥離，乱流が生じ（圧較差が生じ），雑音が聴こえるようになる（**図21C**）。臨床的には，安静時や，心不全で血流速度が遅い場合に雑音が聴こえなくても"狭窄"がない訳ではないことを理解してほしい。

オリフィス型の実際の例として，中程度の心室中隔欠損（ventricular septal defect：VSD）では大きな左右心室圧差のため欠損孔を通る流速が速く乱流が大きいため雑音も大きいが，強い肺高血圧を伴うVSD（Eisenmenger症候群）では欠損孔での圧較差が少なく短絡血流速も遅いため，乱流が少なく雑音は弱いか聴こえない。また，新生児の最重症大動脈弁狭窄（critical aortic stenosis：critical AS）では左室ポンプ機能が著しく低下して駆出速度が遅く拍出量も少ないため，狭窄部血流速度が速くなれず雑音が弱いか聞こえない。ノズル型の例としては，Fallot四徴症の肺動脈分枝狭窄で，心内修復術後に肺血流が増すと（正常化すると）雑音として聴こえるようになる，などである。

D-1-4　雑音の大きさは解剖学的形態と一対一対応ではない

　雑音の発生および大きさは，雑音発生部位の形状とそこを流れる血流速度の双方によって決まる。同じ形態でも心不全がある場合のように血流速度が遅い場合，雑音は小さいか，時にはまったく聴こえない。すなわち，雑音の強弱のみで形態・病態の重症度は判定できない。

図21 雑音は乱流から

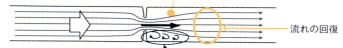

A：オリフィス型

流れの剥離：中心部に収束した主流が，狭窄後に回復（○）するまでの間に，血管との間に"隙間＝剥離"ができる
流れの回復
剥離の部分に入り込む流れ：主流と違ったさまざまな方向の渦流＝"乱流"＝が生じ，これが雑音として聴こえる

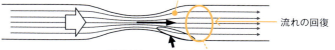

B：ノズル型

狭窄後の形状が，流れの回復パターンに添っているため，流れと血管との間に"隙間"がなく，剥離が生じない
流れの回復
剥離がないので，乱流を生じない＝雑音がない

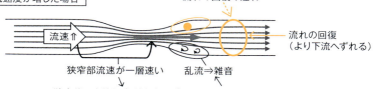

C：ノズル型：血流速度が増した場合

流れの回復の遅れ
流速↑
流れの回復（より下流へずれる）
狭窄部流速が一層速い　乱流⇒雑音
狭窄後の血流回復が先方にずれて，流れの"間隙＝剥離（●）"が生じる

　心臓血管内の血液の流れは，正常では，心周期の変わり目（収縮期から拡張期，拡張期から収縮期）を除けば基本的に層流である。この層流から雑音は聴こえない。
　流れの中に狭窄があれば，狭窄部での流れは中心部分に収束し，狭窄部直後には収束し速くなった血流は慣性のため直ちには元に戻らないので血管壁との間に"間隙"が生じる。その間隙に中心流から剥がれた（剥離した）血流が"渦＝乱流"となって入る。この乱流が雑音として聴こえる。
　A：膜様狭窄（オリフィス型）では，狭窄直後に乱流を生じやすく，雑音となる。
　B：ノズル型では，狭窄後の血管が，中心流からの流れの回復に添うような形状となっているため，剥離がなく乱流も生じない。
　　ただ，ノズル型狭窄でも，口径の縮小が急で短い場合，その程度に応じて乱流が発生し，雑音が聴こえる。
　C：ノズル型でも，血流が速くなれば狭窄部での血流速度もより速く，そこで収束した血流がより下流まで元に戻らないので，血流は剥離し，乱流を生じる。

D-2　雑音の周波数（高調と低調）と聴診器のヘッド：膜型かベル型か？

高調な（周波数が高い）雑音は"膜型"で聴診

　高調な雑音は，雑音発生部での血流速度が速い場合，あるいは雑音発生部位での圧較差が大きい場合に発生する．大動脈ないし左室に関連する病態，あるいは高い右室圧，高い肺動脈圧のある疾患に見られる．

低調な（周波数が低い）雑音は"ベル型"で聴診

　低調な雑音は，比較的遅い血流速度，圧較差が少ない部分での雑音で，軽症の流出路狭窄や，低圧系病態すなわち静脈や心房流出路・心室流入路での病態において発生する．この雑音の正確な聴診，特に後者ではベル型でないと聴き漏らすことがある．

D-3　収縮期心雑音（図22, 26）

　心室収縮期に発生する心雑音で「駆出性」と「逆流性」がある．この2者の違いは，心室収縮開始時点（Ⅰ音）と雑音開始時点との間に時間差（タイムラグ）があるか否かで分ける．

　収縮期駆出性心雑音は，心室駆出期，すなわち，半月弁開放から閉鎖の間に発生する雑音である．心室収縮開始とほぼ同時にⅠ音が発生し（図3），その後，等容収縮期を経て半月弁が開放し駆出期が始まる．このため駆出期の雑音開始はⅠ音の後に少しタイムラグがある．

　収縮期逆流性心雑音は，心室圧上昇開始と同時に乱流が発生する病態（後述D-3-2，p.34～）で発生する雑音で，Ⅰ音と同時に開始する．このため，Ⅰ音は同時に始まる心雑音に取り込まれて明確に認識できないことがある．

　収縮期時間内での持続や雑音の形態（例えばダイヤモンド型など）は，駆出性あるいは逆流性の定義とは異なったものである．Ⅰ音と同時に始まってⅡ音まで続く雑音を汎（全）収縮期心雑音といい，収縮期逆流性心雑音の一つの形であり，雑音がⅠ音から始まれば収縮期の途中で雑音が途切れてⅡ音まで続かなくても逆流性心雑音である（各論，VSD＋PHの項，p.78）．

　特殊な雑音として，僧帽弁逸脱に伴う僧帽弁逆流で聴かれる収縮後期

心雑音(late systolic murmur)は，僧帽弁の"逆流"による収縮期雑音ではあるが，Ⅰ音直後から始まらない。

D-3-1 収縮期駆出性心雑音（図22）

心室圧上昇によって房室弁（僧帽弁，三尖弁）が閉鎖しⅠ音を発生し，その後，等容収縮期を経て，半月弁（大動脈弁，肺動脈弁）の開放とともに駆出が始まり，その駆出期に発生する雑音である。等容収縮期があるため，雑音開始はⅠ音から離れる。このため収縮期逆流性心雑音よりもⅠ音が明確に聞こえる。

この雑音には，器質的疾患のない"機能性雑音"と，形態的狭窄による"器質的雑音"がある。

図22 収縮期駆出性心雑音（左室流出路で例示）

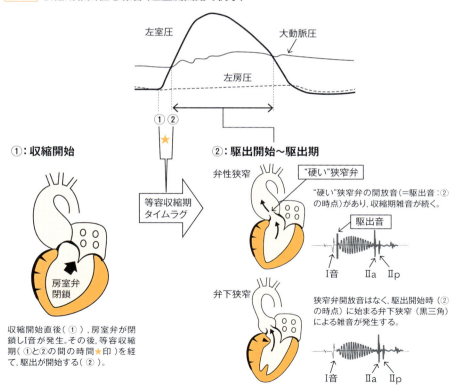

a 機能性心雑音

　正常でも，左室流出路および右室流出路は収縮期にはわずかながら内径の縮少（狭小化）がある。ただ，狭くなっても軽度で，かつ形状がスムーズでノズル型を呈しているので通常の血流速度では乱流を発生しないため雑音は聴こえない。しかし，"元気な"幼少児，心拍出量の増加する状態（運動時，発熱時，貧血，甲状腺機能亢進など）では，血流が増し乱流を発生し雑音を生じる（図21C）。これを機能性心雑音という（🔊**聴診音23**，図23：🔊聴診音1〜3も参聴）。

　"無害性"と表現されることもあるが，心拍出量増加をきたす心臓外の疾患がある場合には必ずしもあてはまらないので，それらを除外した後に使うべきである。"無害性"の診断は本人や親に安心感を与えるので，筆者は診断が確定した時には「機能性（無害性）心雑音」と書いて説明している。

　同様の雑音が，まれに初期の肥大型心筋症で聞かれることがあり，この場合にはⅢ音の聴取が重要である。症状や家族歴など疑わしい場合には，心電図，心エコー検査を撮って判断する。

🔊 聴診音23　機能性心雑音（図23）

　入学時心臓検診で，心雑音を指摘された"健康"な6歳児。
　心音は正常で，Ⅰ音から少しタイムラグを経た駆出期に柔らかい心雑音がある。周波数の乱れが少ない雑音で楽音様雑音 musical murmur と表現されたり，あるいは，ビュ〜ンビュ〜ンと弦が震えるようにも聴こえるので vibratory murmur とも表現されたりする。
　Ⅱ音は正常に分裂している。

図23　機能性心雑音

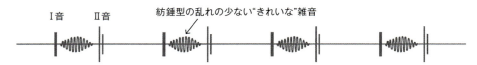

b 器質的心雑音

"機能性"に比べて粗い感じの収縮期駆出性心雑音で、心室流出路の狭窄による雑音を考える。

雑音はⅠ音からタイムラグを経て半月弁開放時に始まる。雑音の持続は左室流出路狭窄では大動脈弁閉鎖（Ⅱa）まで、右室流出路狭窄では肺動脈弁閉鎖（Ⅱp）までであるが、後半には血流が遅くなって雑音も弱くなるので、聞き分けるのは難しい。その鑑別は、聴診部位や雑音の放散による（**図29**）。

Ⅰ音に続いて駆出音（ejection click：クリック音）があり、その後に収縮期雑音があれば、弁性狭窄である（🔊**聴診音24**，**図24**）。一方、弁下・弁上狭窄では駆出音はない（🔊**聴診音25**，**図25**）。

頸部動脈〜胸骨上窩部にthrillを触れれば、大動脈弁狭窄あるいは大動脈弁上狭窄で、大動脈弁下狭窄では通常このthrillは触れない。右室流出路狭窄では肺動脈弁口部での駆出性心雑音が左上方ないし背中に放散することが多い。

🔊 聴診音24　収縮期駆出性心雑音：大動脈弁狭窄症

幼児。胸骨左縁第3〜4肋間（大動脈弁二次領域、**図2**）での聴診。

収縮期心雑音が聴かれる。"Ⅰ音"はよく聴くと分裂して聴こえるが、前の音が本来のⅠ音で、後の高調な音は駆出音（ejection click）である。そして、まず耳に入ってくる収縮期心雑音はこの駆出音から始まり、Ⅰ音からはタイムラグがあるので"駆出性"である。

雑音は真ん中が強くダイヤモンド型に聴こえる。この型は駆出性心雑音に多いが、ダイヤモンド型雑音＝駆出性心雑音ではない（**図24**）。

図24　収縮期駆出性心雑音：大動脈弁狭窄症

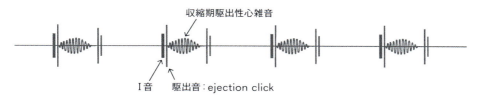

収縮期駆出性心雑音：肺動脈弁下（漏斗部）狭窄

聴診音25

幼児男児，三尖弁閉鎖＋肺動脈弁下狭窄例。胸骨左縁第2肋間（肺動脈弁領域，図2）での聴診。

"搾り出すような感じ"のダイヤモンド型の収縮期心雑音がある。Ⅰ音がはっきり聴こえその後にタイムラグを置いて始まる雑音なので駆出性である。この雑音は，機能性心雑音（🔊**聴診音23**）に比べると粗いのがわかる。この例では駆出音（ejection click）がないので弁性狭窄ではない（図25）。

Ⅱ音はやや広く分裂しており，後の音Ⅱpが小さく，肺動脈狭窄を思わせ，少なくとも肺動脈圧の上昇はないことがわかる。すなわち，この所見は右室漏斗部狭窄を示している。

図25 収縮期駆出性心雑音：肺動脈弁下（漏斗部）狭窄

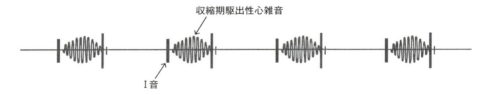

D-3-2　収縮期逆流性心雑音（図26）

すべてが器質的疾患・病態による心雑音である。

心室圧上昇に伴って低圧系への"漏れ〜抜け"の血流があると，それによって乱流が発生し，雑音となる。"漏れ〜抜け"は房室弁閉鎖不全か心室間左右短絡による。前者では収縮開始と同時に心房への逆流が始まる。後者では，左室圧上昇が右室圧上昇よりも時相的に速いので左室右室間に圧較差を生じ，この時に左右短絡が始まり雑音を発生する。ともに"漏れ〜抜け"による乱流が収縮開始と同時〜ほぼ同時に始まるので，Ⅰ音と雑音開始にタイムラグはないかごく短く聴き取れない。

この雑音は逆流ないし短絡の続いている間は聞こえる。右室圧の低い心室中隔欠損や心房圧があまり上昇しない中等度までの房室弁閉鎖不全では，雑音は収縮期全体に聴こえ全（汎）収縮期雑音〔pan（holo）-systolic murmur〕となる。

高度の肺高血圧（＝高度の右室高血圧）を伴った心室中隔欠損では，収縮期後半に左右心室圧較差が縮まって短絡血流が減ることによって乱流が小さくなり，雑音も聴こえなくなる（各論VSD，p.75）。また，重度の房室弁閉鎖不全でも，心機能低下や収縮期後半での逆流血流速度の低下や心室心房圧較差の縮小によって雑音が聴こえなくなることもある。

図26 収縮期逆流性心雑音（左室で例示）

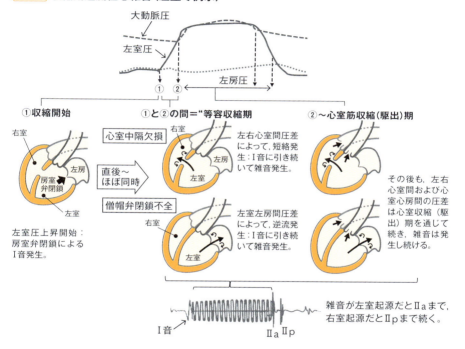

聴診音 26

（全）収縮期逆流性心雑音：心室中隔欠損症（小欠損）

幼児男児。心室中隔欠損症。胸骨左縁第4肋間での聴診。

収縮期に大きな雑音が聴かれ，Ⅰ音とⅡ音があまり明確に聴こえない。これは雑音がⅠ音とほぼ同時に始まりⅡ音まで続いているため，心音が雑音に埋もれてしまっているからである。Ⅰ音に続くので収縮期逆流性心雑音で，この例ではⅡ音まで続いているので，全（汎）収縮期心雑音〔pan（holo）-systolic murmur〕とよばれる。

この例の雑音は，前半より後半にやや強く聴こえる部分もあり，小欠

損の心室中隔欠損ではしばしばこのような特徴がある（**図27**）。

図27 （全）収縮期逆流性心雑音：心室中隔欠損症，小欠損

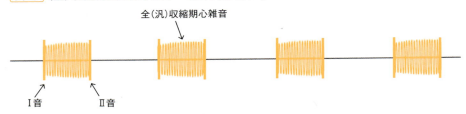

 収縮期逆流性心雑音：乳児，心室中隔欠損症（大欠損）＋肺高血圧

聴診音27

　乳児。高度な肺高血圧を合併した心室中隔欠損症。
　収縮期心雑音とⅡ音がはっきり聴き取れる。Ⅰ音がはっきりしないのは雑音の開始部分に取り込まれているためである。
　この雑音はⅡ音の前で終わっているので亢進したⅡ音がよく聞こえる。雑音の持続は長くはないが，開始がⅠ音に続いている（Ⅰ音が雑音に取り込まれている）ので，収縮期逆流性心雑音である。肺高血圧（＝高い右室圧）のため収縮期後半では短絡が減り左右心室圧差も少なくなるため雑音が小さくなるが，Ⅱ音の亢進が肺高血圧の合併を示す（**図28**，各論VSDの項，p.75，78）。

図28 収縮期逆流性心雑音：心室中隔欠損症（大欠損）＋肺高血圧，乳児

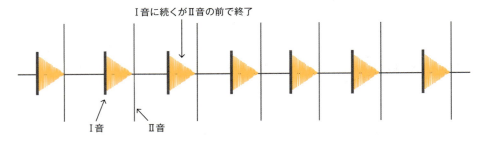

D-3-3　収縮期心雑音の最強点と疾患（図29）

収縮期心雑音の最強点と，可能性の高い疾患を図29に示す．Thrillや雑音の放散を同時にとらえると，診断を狭めることができる．

図29　収縮期雑音の聴診部位と疾患

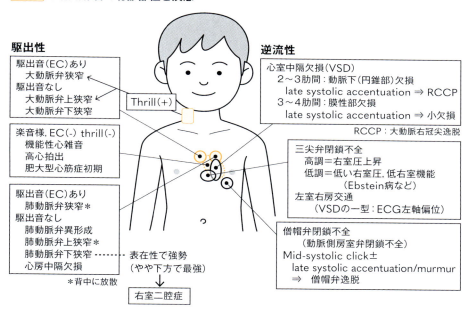

D-4　拡張期心雑音（図30, 31）

拡張期（Ⅱ音の後，次のⅠ音までの間）に聴かれる雑音である．半月弁が閉鎖し，房室弁開放で心室流入が起こり，それぞれが正常に機能すれば，乱流は発生せず雑音は聴かれない．

半月弁閉鎖不全による逆流があれば，Ⅱ音に引き続く拡張期心雑音（逆流性）が聴かれる．大動脈弁や，肺高血圧のある例での肺動脈弁の逆流では，大動脈・肺動脈拡張期圧と心室拡張期圧の差が大きいため高血流速での乱流となるので，高調な雑音となる．通常，風が吹くように聴こえるのでblowing murmurと表現される．膜型できれいに聴こえる．ただ，肺高血圧のない肺動脈弁逆流は低圧なので雑音は低調で，ベル型

での聴診が適している。

　心室流入に対して房室弁が狭窄性となっている場合，雑音（拡張期流入性心雑音）はⅡ音からややタイムラグをもって（等容拡張期を経て）心室流入期に始まる。狭窄前後での圧較差が少ないため血流速は速くなくエネルギーも小さいので，雑音は低調で弱い。この雑音はベル型での注意深い聴診が必要で，膜型の聴診では聞き漏らす可能性が高い。

D-4-1 拡張期逆流性心雑音

　半月弁逆流（閉鎖不全）による。特殊な例として冠動脈瘻左室開口がある（🔊 **聴診音83**）。

　大動脈弁逆流での雑音は，大動脈弁閉鎖音（Ⅱa）に続いて聴かれ，高調である〔**図30**（1）〕。他の重要な理学所見として，ある程度以上の逆流では末梢脈の脈圧拡大（＝ bounding pulse）があり，後述の肺動脈弁逆流性心雑音との鑑別に資する。

　肺動脈弁逆流の雑音は，肺動脈弁閉鎖音（Ⅱp）に続いて始まるので，

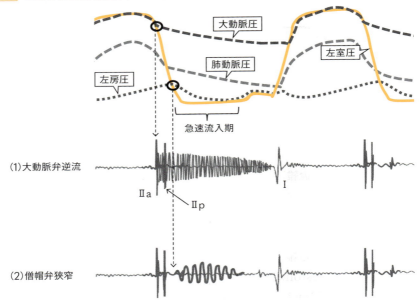

図30 心周期と拡張期雑音（左心側）

肺高血圧がない場合，流速が遅いため雑音は低調で，大動脈弁閉鎖音（Ⅱa）とはタイムラグがある〔図31(1)〕。重度の肺高血圧がある例では，雑音は高調で，大動脈弁逆流と同様の音調である。この場合，両半月弁閉鎖音（ⅡaとⅡp）が接近しており，Ⅱpの後から始まることの判別は難しい〔図31(2)〕。

図31 心周期と拡張期心雑音（右心側：肺高血圧の有無による）

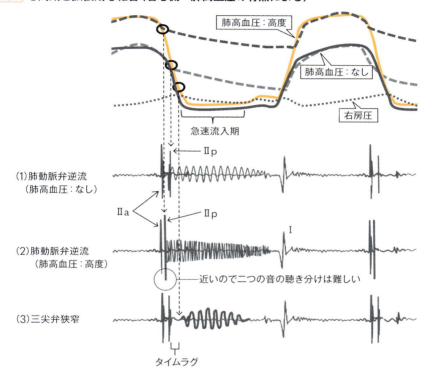

大動脈弁逆流雑音（図32）

聴診音 **28**

　大動脈二尖弁症による大動脈弁閉鎖不全の患者の胸骨左縁第4肋間（大動脈弁二次領域，図2）での膜型での聴診。

　「トロッ，ツァー」「トロッ，ツァー」と聴こえる。この高調の「ツァー」が逆流による雑音で，この例ではⅡ音と同時に始まり，次のⅠ音まで続くpan-diastolic murmurとなっている。この雑音が，風が吹くような調子からblowing murmurと呼ばれている雑音である。同様の性質の

雑音は，🔊**聴診音29**のEisenmenger症候群での肺動脈弁閉鎖不全でも聴かれる。

　心音に関しては「トロッ，ツァー」の「ト」がⅠ音で，直後の「ロッ」が二尖弁に起因する大動脈駆出音（ejection click）である。大動脈弁閉鎖音（Ⅱa）は，雑音に取り込まれて聴こえないし，その後にあるはずの肺動脈弁閉鎖音（Ⅱp）も雑音の中に埋もれていて聴こえない。

　なお，この例では弱い収縮期駆出性雑音があり，軽度の狭窄を伴っている。

図32 大動脈弁逆流（大動脈二尖弁症）

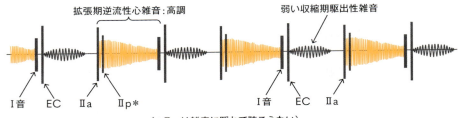

（＊Ⅱpは雑音に隠れて聴こえない）

🔊**聴診音29** **肺動脈弁逆流雑音（肺高血圧合併例）**（図33）

　成人女性のEisenmenger症候群。肺動脈弁閉鎖不全がある。
　この例でも前の聴診音と同様，「トロッ，ツァー」「トロッ，ツァー」と聴こえる。この例での駆出音「ロッ」は拡張した主肺動脈による肺動脈駆出音（ejection click）である。Ⅱ音は亢進し，その後から高調な拡張期心雑音がある。注意深く聴くとこの雑音は肺動脈弁閉鎖音（Ⅱp）に続いているが，この例のような高度肺高血圧例ではⅡa，Ⅱpが近くて聴診上区別が難しく，単に"亢進したⅡ音"に続いた雑音として聴こえることが多い。

図33 肺高血圧に伴う肺動脈弁逆流：Eisenmenger 症候群

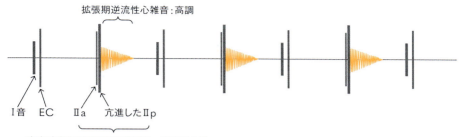

高度肺高血圧でⅡ音はほぼ単一に聞こえる。

肺動脈弁逆流雑音（肺動脈弁正常例）（図34）

思春期女性。先天性孤立性肺動脈弁閉鎖不全。ベル型での聴診。
「ラット　ドゥロロ」と聴こえる。「ラッ」がⅠ音，「ト」は肺動脈弁形態異常による過剰音（ejection click）である。注目は，肺動脈弁閉鎖音（Ⅱp）に続く雑音「ドゥロロ」で，🔊**聴診音29**の例と違って低調で弱く，持続も短い。心音も含め全体に低調（低音調）なので，雑音発生部での圧が低いことがわかる。

Fallot四徴症術後（肺高血圧のない）の肺動脈弁逆流による雑音も同様に低調である（各論D-2，p.102）。

図34 肺動脈圧が低い肺動脈弁逆流

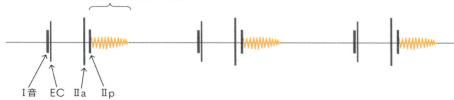

D-4-2 拡張期流入性心雑音

　心室から心房への流入に対して房室弁あるいは弁上弁下が狭窄性となっている場合に聴かれ，Ⅱ音の後タイムラグを経て房室弁開放とともに始まる雑音である。圧較差が小さく低調なので，ベル型での聴診でないと，膜型だけでの聴診では聴き漏らす可能性がある。「ドロドロ」と聴こえ，rumbling murmurとよばれる。

　聴診所見上で重要な点として，この雑音はⅠ音の亢進を伴う。房室弁位（図2）での聴診でⅠ音の亢進を"感じたら"，ベル型で注意深く聴診し，低調の弱い拡張期心雑音を"探しにいく"ことによって初めて認識できることがある。

　この流入性心雑音は，房室弁狭窄，弁下組織による狭窄，弁上狭窄による。また，僧帽弁位の人工弁置換術後には狭窄性でなくてもしばしば聴かれる。

　一方，器質的狭窄がなくても拡張期に房室弁を通る血流がある程度以上増えれば，相対的狭窄となって，同様の雑音が聴こえる。この場合には通常Ⅲ音を伴う。三尖弁より下流のレベルでの短絡疾患（心室中隔欠損や動脈管開存など）における僧帽弁の相対的狭窄，三尖弁より上流のレベルでの短絡疾患（心房中隔欠損，部分肺静脈還流異常など）における三尖弁の相対的狭窄によって発生する。これらは，通常，流入雑音〔inflow（あるいは単にflow）murmur〕とよばれ，通常，肺体血流量比≧2.0になると聴こえる。さらに，ある程度以上の量の房室弁逆流があれば，その分，流入血量も増えて同様の雑音が発生する。これら短絡疾患，逆流疾患でのflow murmurは，それぞれが軽症でないことを示す。

　特殊な例として，強い大動脈弁閉鎖不全の逆流血流によって僧帽弁前尖が後方に偏位し，あたかも僧帽弁狭窄を思わす低調な拡張期心雑音を聴くことがある。Austin-Flint雑音とよばれるものである（🔊 **聴診音33**）。

拡張期流入性心雑音（僧帽弁狭窄）（図35）

　幼児，先天性僧帽弁狭窄症。心尖部でのベル型での聴診（🔊 **聴診音22，図20**と同じ）。

　「ラッ・・トゥルル」「ラッ・・トゥルル」と聴こえる。強く聴こえる

「ラッ」がⅠ音で、やや時間を置いて（・・）「トゥルル」と聴こえる。「トゥ」がⅡ音で、短いタイムラグをおいて、低調な「ルル」ないし「ゴロゴロ」という雑音が続いている。

　後天性の僧帽弁狭窄症では、僧帽弁開放音（opening snap：OS）が聴かれる。この例でも注意深く聴くとあまり明確ではないが、雑音の始めに低調な開放音がある。ただ、先天性僧帽弁狭窄では、弁単独の狭窄より弁下組織の異常の合併が多いので、そのような例ではOSは聴こえない。

図35　拡張期中期心雑音　先天性僧帽弁狭窄；心尖部（図20と同じ）

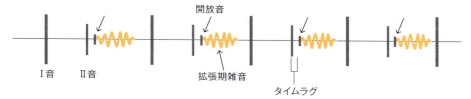

拡張期流入性心雑音（流入量増加例、図36）

聴診音 32

　3歳、心房中隔欠損の児。胸骨左縁第4肋間（三尖弁口部、図2）でのベル型での聴診。

　🔊 聴診音5と同一の聴診音で、前回は強いⅠ音を聴いてもらった。ここでは、拡張期中期の比較的低調な雑音を聴き取ってほしい。聴診部位から三尖弁由来の流入雑音とわかる。

　心房中隔欠損症などの"三尖弁上"左右短絡疾患でこの雑音があれば、肺体血流比は2以上か、短絡量が少なくとも三尖弁そのものに狭窄性病変があることを示す。

図36　拡張期中期心雑音　心房中隔欠損；三尖弁口部（図6と同じ）

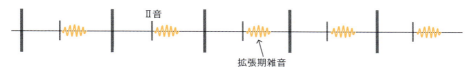

拡張期流入性心雑音　Austin-Flint雑音

聴診音 33

20歳。この後，弁置換手術となった大動脈弁閉鎖不全。心尖部でのベル型での聴診。

やや強いⅠ音があり，その後，収縮期駆出性心雑音がある。これは有意の逆流によって一回駆出量が増したための相対的左室流出路狭窄による。

Ⅱ音は強くないがそれに続いて大動脈弁逆流による高調な拡張期心雑音が聴かれる。しかし，🔊**聴診音28**で聴いた雑音とは違って，低調なドロドロと聴こえる拡張期心雑音が重なって聴こえる。これがAustin-Flint雑音である。

D-4-3　拡張期心雑音の最強点と疾患（図37）

拡張期心雑音の最強点と，最も可能性の高い疾患を**図37**に示す。心音の所見や，末梢脈の脈圧の所見を加えると，より診断に近づく。房室弁狭窄による雑音は低調なので，ベル型を使って意識的に聴診しないと聴き逃してしまうことがある。

図37 拡張期心雑音の聴診部位と疾患

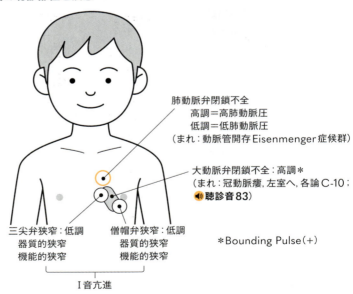

D-5　収縮期拡張期心雑音

D-5-1　連続性心雑音（図38）

　血流の中に心周期を通して圧較差がある部位では収縮期から拡張期へ連続して乱流を生じ，雑音は収縮期からⅡ音を越えて拡張期に続いて"連続性"となる。以下の病態による。

　①動脈系と低圧系との間に短絡がある病態。強い肺高血圧がない大動脈肺動脈間交通および冠動脈右心瘻，冠動脈左房瘻，Valsalva動脈瘤の心腔（左室以外）への穿孔，末梢動静脈瘻がある。この場合には短絡量にもよるが末梢脈のbounding pulseを伴う。このほか，肺動静脈瘻では肺野で連続性心雑音があり，bounding pulseはないが低酸素血症を伴う。

　②血管内に狭窄があり圧較差を生じる病態。体動脈系では大動脈縮窄，およびconduit artery（註）の狭窄で，狭窄の末梢側で脈圧が縮小して脈の触知が弱い。肺動脈末梢狭窄では肺野の"奥のほう"に連続性雑音を聴く。この場合，末梢脈の所見はない。

　（註：大動脈起始から末梢動脈までの間の動脈）

　③頸静脈領域での静脈コマ音。座位立位で聴かれる表在性で柔らかく，拡張期に強くなる連続性雑音で，臥位や頸部圧迫で消失する。

　以上の，①〜③では連続性雑音が生じる血流は一方向の連続性血流である。

　④小欠損の心室中隔欠損に大動脈弁閉鎖不全を伴う病態では，前者の雑音はⅡaまで続き，後者の雑音はⅡaから始まるので雑音は連続して聴こえる。しかしこの場合，雑音を発生する"流れ"自体は連続性ではないので，雑音の音調が収縮期拡張期で変化し，"収縮期から拡張期へ連続"している感じがない。

図38 連続性雑音の発生

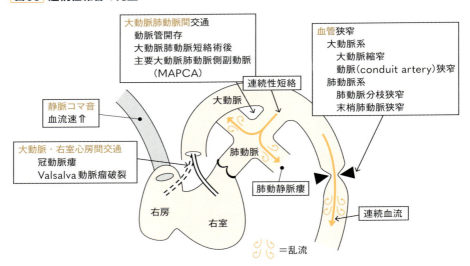

動脈管開存症（図39）

聴診音34

3歳の動脈管開存症の，胸骨左縁第2肋間からやや鎖骨下に寄ったところでの聴診。

「ゴ（ガ）ラランー，ゴ（ガ）ラランー」と，粗い雑音がまず耳に入る。

よく聴くと，この雑音はⅠ音からわずかにタイムラグを置いて始まり，Ⅱ音を包み込んで拡張期の中盤まで続き減衰している。収縮期部分の雑音は勢いよく（brisk），Ⅱ音を越えた拡張期部分はやや高調で"吹くような"感じがある。

この粗さゆえに"Machinery murmur"といわれる。"粗さ"は特に収縮期部分に目立ち，この部分の雑音の中に"粗さ"の元になっている過剰音があり，動脈管からの短絡血流が肺動脈弁を揺らして過剰な音を発生させていると思われる。

この"粗さ"は，🔊 **聴診音35**で示す病態では感じられない。

図39 連続性雑音：動脈管開存症

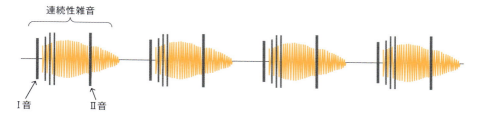

I音　II音

🔊 聴診音 35

Blalock-Taussig短絡術後（図40）

左側胸部に手術創のある6歳男児で，軽度のチアノーゼがある。左鎖骨下領域での聴診。

肺動脈弁閉鎖を伴ったFallot四徴症で，左側の大動脈肺動脈短絡手術後。

I音の直後に駆出音（ejection click）があり，それに続いて高調な雑音がII音を越えて拡張中期まで聴こえる。雑音は，前の🔊聴診音34と比べて音調が高く（高周波成分が多く）単調（monotone）で，風が吹いている感がする。

雑音の強さ，拡張期での持続の長さから，この短絡路での血流は十分であることがわかる。

図40 連続性心雑音：modified Blalock-Taussig短絡術後

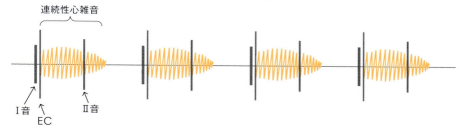

I音　EC　II音

🔊 聴診音 36

主要大動脈肺動脈側副動脈（背部での聴診，図41）

特異な顔貌（conotruncal face：染色体22q11.2部分欠失症候群）の乳児での背中での聴診。心室中隔欠損＋肺動脈閉鎖に，主要大動脈肺動脈側副動脈（MAPCA）を伴う例。

背中での聴診なので心音（I音，II音や駆出音など）は聴こえず，下行大動脈から側副動脈を介して肺動脈に連続的に流れ込む際の連続性雑音

のみが聴かれる。

　この程度の大きな雑音の例では，肺血流量はむしろ増加しており，末梢脈はbounding pulseで，チアノーゼは強くないが，心不全症状が強い。

　ここでは示していないが，前胸部での聴診では太い大動脈による駆出音がある。心尖部にⅢ音さらには流入雑音（p.42）があれば，有意の肺血流量増加（Qp/Qs＞2）がある。

図41　背中での連続性雑音：主要大動脈肺動脈側副動脈

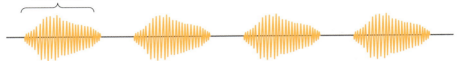

 心室中隔欠損＋大動脈弁閉鎖不全（図42）
聴診音37

　幼児での胸骨左縁第2肋間での聴診。この例の末梢脈はbounding pulseである。

　心室中隔欠損（肺動脈弁下欠損）＋大動脈弁変形による閉鎖不全の症例。

　Ⅰ音からⅡ音まで続く収縮期逆流性心雑音があり，この雑音は後半に強くなる（late systolic accentuation*）。この雑音の特徴，聴診部位，bounding pulseでは心室中隔欠損に大動脈弁逆流を伴う病態を考え，拡張期心雑音の有無に集中して聴診する。すると，雑音の終わりのⅡ音の直後から，大きな収縮期心雑音の余韻のように聴こえるきわめて弱い高調の拡張期心雑音がある。この拡張期心雑音と"全収縮期"心雑音の間にはタイムラグはなく，雑音は"連続"して聴こえる。ただ，雑音を発生する血流は，上（🔊聴診音34〜36，図39〜41）の病態では一方向の連続した血流であるが，この例では連続血流ではなく，方向も違っている。このため，音調が収縮期と拡張期で変化する。血流の特性からすると，後に示すto and fro murmurともいえる。

　（*全収縮期雑音で後半に増強している雑音；🔊聴診音26，各論🔊聴診音55，58）。

図42 収縮期＋拡張期心雑音：心室中隔欠損（肺動脈弁下）＋大動脈弁閉鎖不全

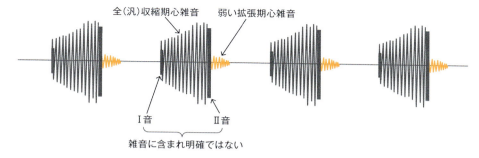

末梢性肺動脈狭窄

聴診音 38

14歳。背中の肩甲骨外側での膜型での聴診。

学童期，風邪で受診時に肺野に雑音があり紹介された。軽度の高血圧があった。精密検査の結果，下行大動脈の低形成があり，多発性末梢性肺動脈狭窄を併発し右室圧は中等度に上昇していた。日常生活はほぼ普通に送っている。

背中での聴診なので心音は聴こえない。ほぼ規則正しく，「ウワ～ン，ウワ～ン」と，高調の吹くような雑音が聴こえる。心音が聴こえないので心周期との正確な関係は確定できないが，雑音の性質，長さから，連続性で血管性雑音と診断できる（図はない）。

静脈コマ音（図43）

聴診音 39

学校健診で初めて心雑音を指摘された，既往症や現病もない健康な8歳の児。座ったままでの胸骨右縁上方での聴診。

吹くような，あるいは「ウーウー」といった感じの柔らかい雑音が，心周期を通して連続性雑音として聴こえる。よく聴くと拡張期にやや強くなる。末梢脈はbounding pulseではない。典型的な静脈コマ音（venous hum）である。頸部圧迫や臥位で雑音は消失～減弱する。

高心拍出病態や頭蓋内動静脈瘻で聴こえることがあり，この雑音を聴取したら，それらの病態の有無を診断する。

図43 連続性雑音：静脈コマ音：venous hum

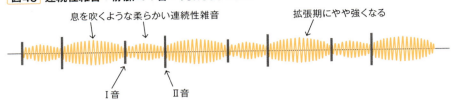

心雑音はすべて心疾患ではない。

Column

われわれには，"これは当然！"でも，専門でない医師にとってはやはり心配。

米国の家庭医向けの医学専門雑誌に，「2歳以上の子どもで，立位で消える雑音では器質的心臓大血管疾患はない」との論文がある。

発表者の施設に過去約1年の間に「心雑音」で紹介された2歳から19歳までの190例について，仰臥位と立位での聴診を行った。そのうち100例では，仰臥位で聴こえた雑音が立位で消えた。これら100例のうち2例では器質的疾患があった。この所見（立位での雑音消失）のpositive predictive valueは98％，specificityは93％であったが，感度は60％と低かった。

> **筆者のコメント**
>
> この観察は，学校健診などでのルーチンの心臓疾患のスクリーニングに参考になりそう。ただ，わが国のように検診診断で1例でも見逃すことが許されないような風土で，2％の見立て違いはどうでしょうか。
>
> もう一点，この論文の趣旨と逆に立位で明確になる雑音がある。それは，今，聴いていただいた静脈コマ音である。雑音そのものはその部位での疾患を示さないが，頸部静脈での血流が速くなる，高拍出量や脳血管の動静脈瘻などを疑うきっかけになる。

出典 Lefort B, et al : Auscultation while standing : A basic and reliable method to rule out a pathologic heart murmur in children. Ann Fam Med 2017; 15: 523.

D-5-2　to and fro（往復性）心雑音

　血流中の同一部位で，収縮期順行流と拡張期逆行流の双方において乱流が発生し，収縮期と拡張期で聴こえる雑音である。血流方向が変わる時点で血流が停止するので雑音もいったん途切れるので，連続性心雑音ではない。

　右室流出路狭窄兼肺動脈弁逆流（Fallot四徴症術後，Rastelli術後，肺動脈弁欠損），大動脈弁狭窄兼逆流，および，房室弁閉鎖不全兼狭窄，冠動脈瘻などがある。房室弁逆流では多量の逆流があれば，それに伴う流入量の増加による相対的狭窄よる雑音（inflow murmur：この場合には低調な雑音）を生じ，to and fro雑音となる。

　音調については，収縮期には一般に高調で，拡張期では圧較差が大きい場合には高調となる。右室流出路病態で収縮期心雑音がさほど高調でない～低調な場合，その部位に狭窄がない～軽いことを示すか，右室ポンプ機能の著明な低下を示唆する。この場合，拡張期心雑音も低調である。

🔊 聴診音 40　to and fro（往復性）心雑音：Fallot四徴症術後（図44）

　胸骨正中に手術痕のある小学生の胸骨左縁第2～3肋間での聴診。
　Fallot四徴症で，弁輪を越えた流出路パッチ（trans-annular patch）による術後の例である。

　Ⅰ音，Ⅱ音がしっかり聞こえ，心機能が良好であることがわかる。Ⅰ音の後，短い間をおいて収縮期心雑音（駆出性）があり，Ⅱ音の前で減衰している。その後，やや強いⅡ音に引き続いて拡張期心雑音がある。収縮期心雑音は"勢い"があり，Ⅰ音，Ⅱ音の所見と合わせ心機能がよいことを示している。この例でも心胸比が小さい。拡張期心雑音は拡張中期までの持続で，その持続と"やや低調"な音調から，肺動脈圧は高くないことがわかる。

図44 to and fro（往復性）心雑音：Fallot四徴症術後

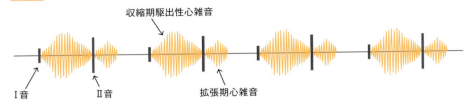

聴診音41 to and fro（往復性）心雑音：肺動脈弁欠損, 乳児

　生後5カ月, 陥没呼吸を伴う多呼吸があり, 胸部全体がやや膨隆している。

　胸骨左縁上部での聴診。Fallot四徴症に伴う肺動脈弁欠損である。

　この例も, 収縮期駆出性心雑音があり, Ⅱ音の前後で雑音はいったん途切れ, その後に拡張期心雑音がある。鋸で木を切るときの音に例えられsawing murmurともよばれている（🔊聴診音52, p.70参聴）。

　雑音と心音のタイミングは図44と同様なので, この症例固有の図は省略する。

聴診音42 to and fro（往復性）心雑音：重症僧帽弁閉鎖不全, 乳児（図45）

　重症な先天性僧帽弁閉鎖不全症の乳児の心尖部での聴診。

　強いⅠ音に引き続いて高調な収縮期逆流性雑音があり, Ⅱ音の後, Ⅲ音があり, その後に低調なドロドロといった感じの拡張期流入性心雑音が聴こえる。Ⅰ音亢進と流入性心雑音が僧帽弁の相対性狭窄を示す。Ⅲ音は流入量の多さを示し, 呼吸変動のない頻拍は強い心不全を示す。

図45 往復（to and fro）雑音：重症僧帽弁閉鎖不全

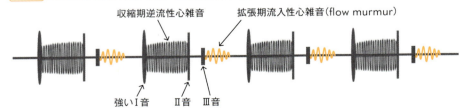

D-5-3 心膜摩擦音

種々の原因による心外膜炎，少量の心嚢胺貯留で聴かれ，貯留した心嚢液が増えると摩擦音が消え，心音そのものが遠くに聴こえるようになる（distant heart sounds）。

聴診音 43

心膜摩擦音

幼児期の女児。心房中隔欠損症開心術後2週目での，胸骨左縁下部での膜型での聴診。

カサカサゴソゴソという乾いた感じの雑音が，収縮期のほぼ全体に聴こえ，いったん途切れてⅡ音の後にも同じ調子の拡張期心雑音がある。走っている蒸気機関車の音に似ているので locomotive murmur ともよばれる。今では蒸気機関車をほとんど見ないので，この呼び方も"classic"になってしまった。

この所見は音質に特徴があり，図ではうまく表せないので，よく聴いて耳に残してほしい。

D-5-4 連続性心雑音／収縮期拡張期心雑音の最強点と疾患（図46）

連続性心雑音および収縮期拡張期心雑音の最強点と，最も可能性の高い疾患を図46に示す。触診，特に末梢脈の所見を加えるとより診断に近づく（図47）。

図46 連続性心雑音／to and fro心雑音の最強点と疾患

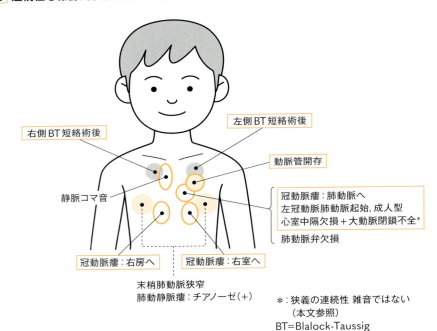

図47 聴診の基本：脈触診との関連

脈触知の上下肢差，若年の上肢高血圧		
	①で連続性〜収縮期雑音	大動脈縮窄
上肢脈の左右差	②で連続性〜収縮期雑音	動脈炎など
Bounding Pulse	③で連続性雑音	主要大動脈肺動脈側副血行路
	④で連続性雑音（新生児）	脳動静脈瘻，（肝臓内動静脈瘻もある）
頸部でThrill	⑤で収縮期雑音（主に左）	大動脈弁/弁上狭窄

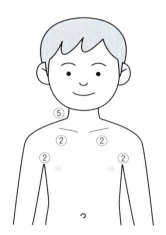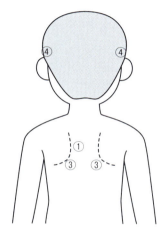

Column

聴診は，良い聴診器だと良く聞こえるか？ Yes or No
聴診はイヤピースの間にある脳で聴くものである。

　聴診器は，患者さんに当てるヘッド，音を伝えるチューブ，イヤピースを保持し耳に当てる弾力性のあるU字部分，そして，イヤピースそのものからなる。

　それぞれの部分が適切なものでなければ，心臓の聴診はできない。なかにはヘッドの部分が"膜型"だけのものがあるが，これでは低調な音はうまく聞きとれない。チューブが長すぎたり，柔らかすぎたりしても，音が減衰したり音調に影響し，正確な聴診はできない。U字部分の弾力性が適正でなければ，イヤピースが耳孔に適度な強さで固定されない。イヤピースは聞く人の耳孔にあったサイズのものが必須である。昔の，象牙のヘッドで長いゴムチューブに繋がれた左右別々のフィットの悪そうなイヤピースの聴診器では，何を聞いていたのであろうか？

　では，聴診器がよければ，直ちに聴診の達人になるだろうか？　それは「No」。聴診は，イヤピースからの音をただ耳で聞くのではなく，左右のイヤピースの間，すなわち，左右のイヤピースの間にある"脳"で聴くものだからである。Auscultationに「聞く」と言う字でなく「聴く」を当てているところに先人の慧眼を感じる。

　角田忠信博士の「右脳と左脳」（1992年，小学館）という本がある。その中に次のようなエピソード（要約）がある。博士が，夜，若い二人のキューバ人と歩いていたとき，激しく虫の音が聞こえてきた。ところが，彼らはその音を聞き出せなかった。一人は3日後になって気付くようになったが，もう一人は1週間後もわからないままだった。虫の音が聞えるか否かは，虫の音の文化の中で育ち生活しているかによるもので，その文化のない西欧人には聞こえないようだ。このことから「学習しなかった音は聴き取れない」ことに気付いた，とある。すなわち，心臓聴診でも，聞えている音を病態と結び付けてしっかりと学習しないと「聴こえない」わけで，学習したことは脳に残る。だから，心臓の聴診は「イヤピースの間にある脳」で聴くのである。もう一つは，聴診する際には，患者の全身所見や状態，あるいは臨床諸検査から，診断や病態の「仮説」を立てて，聴診所見がそれに合う所見があるか否かを，脳で探しながら聴かないと，陽性所見あるいは陰性所見は取れない。

II 各論

A 雑音と診断

B 新生児期発症の心疾患

C 乳児期以降発症の主な疾患

D 術後例

A 雑音と診断

　聴診によって正しい診断ないしは適切な疑診断を得るためには，総論で示した聴診音発生の機序と心疾患病態の理解が基本である。

　学会などで症例呈示の際に「聴診上，○○の心雑音がある」との説明をよく聞く。筆者は「心音は？」と思うのだが，その医師（あるいはその指導者）は「雑音」しか心臓病診断の所見と思っていないのか？　と疑ってしまう。もし，そうだとすると，雑音のない心臓病は診断されないし，疑われもしないことになる。

> **Column**
>
> **Episode ＝昔の経験＝**
>
> 　ある病院に，体重がほとんど増えない3カ月の乳児がいた。主治医は教科書的に「体重増加不良」の原因疾患として代謝疾患を疑い採血を繰り返していた。進行する貧血以外には代謝疾患を示すデータは得られなかった。ある日，バイトに行っていた私に「念のため心臓を診てほしい」との依頼があった。Harrison Groveの目立つ多呼吸で皮膚蒼白で皮膚冷汗のある児であった。型どおり脈診，触診，聴診を進めると，頻脈ではあったが脈圧は正常で，辺縁鈍な肝腫大を触知した。心臓の聴診をすると，頻拍で，Ⅰ音，Ⅱ音，特にⅡ音は亢進し，心尖部にⅢ音があった。雑音は初見では聴こえなかったが，よく集中して聴くとⅠ音に続く短い弱い雑音があった。
>
> 　臨床経過，聴診を含む理学所見は，典型的な心室中隔欠損＋高度肺高血圧である。主治医は最初の聴診で心雑音が聴こえなかったので心疾患を否定してしまっていた，と述べていた。

　先天性心疾患では形態異常から心雑音が発生するものが多いのは事実であるが，総論で示したように「乱流」を発生しない，あるいは乱流が少ない形態や病態では心雑音は発生しないか，あるいは聴こえない。それら心雑音の聴こえない心疾患はしばしば重症で，かつ，新生児幼若乳児に多い（**表3**）。

　また，新生児期や乳児期には，出生に伴う胎児循環から胎外循環への血流の変化や，速い成長によって現れる生理的な雑音があり，経過とともに消失する（**表4**）。

病的心雑音も時間経過によって，永続的に聴こえる雑音と，病態によっては途中で消えたり，あるいは出現したりする雑音がある（**表5**）。

重症疾患を見逃さないために，あるいは疑いを持ちさらなる検査へと進めるためには，発症年齢や症状，他の理学所見によって心疾患の疑いを持つこと，そして，心雑音の有無に頼らず，心音の異常を聴き取ることが肝要である。

表3 心雑音の聞こえない心臓大血管疾患

チアノーゼ群
- 完全大血管転位症（心室中隔欠損を伴わない）
- 総肺静脈還流異常症（肺静脈閉塞がある型，主として下心臓型）
- 左心低形成
- 肺動脈閉鎖（心室中隔欠損を伴う：完全大血管転位，単心室，三尖弁閉鎖，両大血管右室起始などに合併するものも含む）
- 肺動脈閉鎖（心室中隔欠損を伴わない：純型肺動脈閉鎖）
- 総動脈幹遺残
- Ebstein病

非チアノーゼ群
- 大動脈縮窄
- 三心房心，弁上僧帽弁狭窄，肺静脈狭窄
- 修正大血管転位症（心内奇形を伴わない）
- 新生児乳児期の心房中隔欠損症
- 冠動脈奇形（左冠動脈肺動脈起始など）
- 高度肺高血圧を伴う左-右短絡疾患症（心室中隔欠損症，心内膜床欠損症，大動脈肺動脈窓，大きな動脈管開存など）
- 心筋疾患（心内膜線維弾性症，肥大型心筋症，拡張型心筋症，Pompe病，心筋炎，心腫瘍など）
- Uhl病
- 系統（体）動静脈瘻
- 特発性心房拡張

不整脈
- 心ブロック
- 発作性頻拍，心室性，心房性（心房細動も含む）
- 期外収縮，心室性，心房性
- QT延長心

表4　新生児～乳児期の生理的心雑音

出生児循環変化による生理的心雑音
- 生理的肺動脈狭窄（胎内での細い肺動脈への血流量増加による）
- 閉鎖過程の動脈管

特徴
- 肺動脈弁口部～やや外側上方
- 性質：2度程度の柔らかい収縮期駆出性心雑音
  　　　肺動脈狭窄の場合，背中に放散することがある
- 数日～数週で消失

いわゆる"機能性"心雑音
- 発育期の高ポンプ機能による

特徴
- 胸骨左縁2～4肋間
- 性質：2度程度の柔らかい（musical）収縮期駆出性心雑音
  　　　肺動脈狭窄の場合，背中に放散することがある
- 乳児期後半～小児期

ともに心音は正常

表5　時間的経過からみた心雑音の消長

	出生直後より	出生後数時間または1日	生後1または数日	幼児期以降
永続性	・肺動脈狭窄（PS） 　（単独，合併[*1]） ・肺動脈狭窄閉鎖不全 　（肺動脈弁欠如） ・三尖弁閉鎖不全 ・僧帽弁閉鎖不全	・心室大血管位短絡 　（軽～中等症） ・心室中隔欠損症 ・心内膜床欠損症 ・動脈管開存症 ・大動脈肺動脈窓など ・肺動脈閉鎖＋MAPCA[*2] ・総肺静脈還流異常症	・心室大血管位短絡 　（大欠損） ・僧帽弁狭窄症 ・未熟児動脈管開存	・心室中隔欠損症 　＋大動脈弁閉鎖不全 　＋Valsalva洞破裂 ・肺高血圧 　→肺動脈弁閉鎖不全 　→三尖弁閉鎖不全 ・僧帽弁逸脱 　→僧帽弁閉鎖不全
一過性	・IDM（肥大閉塞性心筋症）	機能性：閉鎖前の動脈管，肺動脈狭窄（比較的狭窄），右室流出路の比較的狭窄 ・一過性または二次性三尖弁閉鎖不全[*3] ・肺動脈閉鎖[*4]＋動脈管開存 ・心室中隔欠損症，自然閉鎖 ・動脈管の遷延性閉鎖 　（delayed closure）	・未熟児動脈管開存	・心室中隔欠損症 　→Eisenmenger化 　（雑音消失）

[*1] Fallot四徴，心室中隔欠損＋PS，完全大血管転位＋PS，三尖弁閉鎖＋PS，両大血管右室起始＋PS，単心室＋PSなど
[*2] major aortico-pulmonary collateral arteries（主要大動脈肺動脈側副血行路）。従来，Fallot四徴極型または偽性総動脈幹症とよばれていた
[*3] 新生児仮死，低酸素血症，重症の呼吸窮迫などに併発するもの
[*4] 心室中隔欠損のないもの（純型肺動脈閉鎖），心室中隔欠損のある型［Fallot四徴症＋肺動脈閉鎖（PA），完全大血管転位＋PA，単心室＋PA，三尖弁閉鎖＋PA，両大血管右室起始＋PAなど］

B 新生児期発症の心疾患

症状，胸部X線所見，心電図所見と，聴診所見を組み合わせて診断を絞り込み，心エコーなどの一段階上の診断手段へと進む。新生児や乳児の重症例では，すべてにルーチンの手順で検査をするのではなく，基本的なベッドサイド診察によって疑った疾患・病態へフォーカスして検査を進める。

図48 新生児乳児早期：聴診所見とXp，ECGのワンポイント

	症状・徴候	聴診	Xp	ECG
①完全大血管転位症				
Ⅰ型	チアノーゼ ∨ 心不全	Ⅰ音亢進 Ⅱ音単一亢進 無雑音	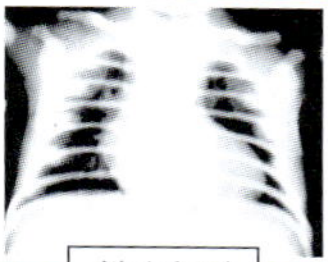 斜め卵型	右室肥大 生直後＝正常
Ⅱ型	心不全 ∨ チアノーゼ	Ⅰ音亢進 Ⅱ音単一亢進 Ⅲ音 収縮期心雑音	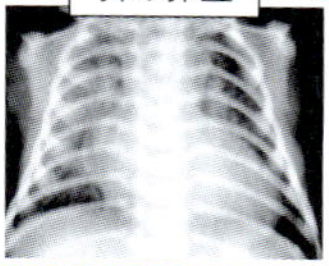	両室肥大 左房肥大
②総肺静脈還流異常症				
＜生後2週	チアノーゼ ∨ 心不全	Ⅰ音亢進 Ⅱ音亢進，狭い分裂 無雑音	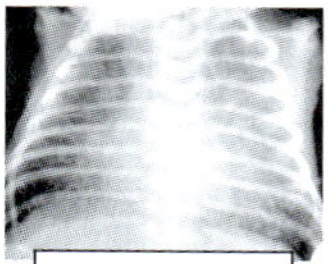 肺静脈うっ血	右室肥大 生直後＝正常
≧生後2週	心不全 ∨ チアノーゼ	Ⅰ音亢進 Ⅱ音分裂，P_Ⅱ亢進 Ⅲ音 柔らかい収縮期心雑音 流入雑音＠三尖弁口	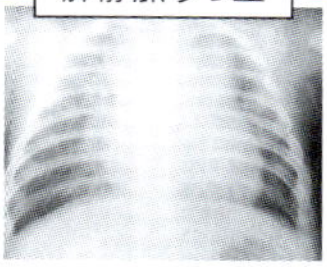 この例では左鎖骨下で静脈コマ音があった	右室肥大

次頁へつづく

図48つづき

	症状・徴候	聴診	Xp	ECG

③肺動脈閉鎖（SDD, normal AV connection）

	症状・徴候	聴診	Xp	ECG
VSD(−) 右室低形成	チアノーゼ	Ⅱ音単一 無雑音 〜連続性心雑音	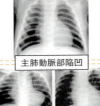 主肺動脈部陥凹	左室肥大 右軸偏位
VSD(+)	チアノーゼ MAPCA(++) ：心不全	Ⅱ音単一 無雑音 〜連続性心雑音 （MAPCA：背中）	MAPCA(+)	右室肥大 MAPCA(++)： 両室肥大

④大動脈縮窄離断複合

	症状・徴候	聴診	Xp	ECG
＜生後1〜2週	ショック 弱い下肢脈	Ⅰ音, Ⅱ音亢進 Ⅲ音（Gallop） 無雑音		右室肥大 〜左側低電位差
≧生後2週	心不全 チアノーゼ上下肢差 弱い下肢脈	Ⅰ音亢進 Ⅱ音分裂，PⅡ亢進 Ⅲ音 収縮期心雑音＜3度 流入雑音@心尖	非特異的 VSD単独より心拡大・ 肺血流増加が激しい	両室肥大

⑤左室低形成

	症状・徴候	聴診	Xp	ECG
	心不全 VV チアノーゼ 末梢脈微弱	Ⅰ音, Ⅱ音単一亢進 Gallop 無雑音	 右室拡大++ 肺うっ血++	右室肥大 左側R波減高

⑥肺動脈弁欠損 （Fallot四徴症の合併）

	症状・徴候	聴診	Xp	ECG
	呼吸不全 心不全 V チアノーゼ	Ⅰ音亢進 Ⅱ音減弱 往復雑音 （Sawing murmur）	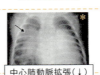 中心肺動脈拡張（↓） 肺気腫様	右室肥大

⑦心室中隔欠損＋肺高血圧

	症状・徴候	聴診	Xp	ECG
2カ月以降 体重増加↓	心不全	Ⅰ音亢進 PⅡ亢進 Ⅲ音 収縮期逆流性心雑音（後半部は減弱） 心尖部に流入雑音	心拡大, 肺血流増加 主動脈突出 重症：肺気腫	両室肥大 左房肥大

⑧Fallot四徴症

	症状・徴候	聴診	Xp	ECG
	チアノーゼ チアノーゼ 増強発作	Ⅰ音亢進 PⅡ音減弱 収縮期駆出性心雑音 （短いほど重症） 典型例ではクリック（−）	 心尖挙上 肺血流減少 主動脈部陥凹	右室肥大

＊：山村健一郎ほか：肺動脈弁欠如症候群. 先天性心疾患. メジカルビュー社, 2014, p172より引用

> **Column**
>
> ### 新生児の心雑音が心疾患発見のきっかけ？
>
> 　Fensterらは，新生児室で心雑音と心エコー検査の意義を述べている。心雑音のため心エコー検査をした354例のうち，なんらかの所見があった例は約半数だったが多くは軽症で，8例（2.3％）でintensive careを要した。この結果から，重症例の発見率は低いが新生児での心エコー検査による診断は重要であると結論している。
>
> 　この論文では，最も重要な児の全身所見や理学所見への言及が結論の中にないことに驚く。雑音のない重症疾患は多く（表3），それらは症状や所見が発見のきっかけとしてきわめて重要で，そのことを読者の皆さんはすでによく知っていると思う。
>
> 出典　Fenster M, et al: Heart murmurs and echocardiography findings in the normal newborn nursery. Cong Heart Dis (first published: 24 July 2018; http://doi.org/10.1111/chd.12651).

B-1　完全大血管転位/転換症

　大動脈が右室から起始し胸壁に近いため，その閉鎖音であるⅡ音は近く亢進して聴こえる。右室収縮期圧は体血圧を支え高圧なのでⅠ音も亢進する。

　肺動脈閉鎖音Ⅱpは，肺動脈が左室から起始し後方にあるため，心室中隔欠損のないⅠ型では（肺動脈圧＝閉鎖圧が低く）聴こえない（🔊 **聴診音44**）。大きな心室中隔欠損のあるⅡ型では，肺血流が増加し肺高血圧になると肺動脈が拡張しⅡpが聴こえ，多くはⅡaと近いため単一に聴こえる。症例によってはⅡ音が分裂して聴こえることがある（🔊 **聴診音45**）。

　Ⅰ型では心雑音はなく，低酸素血症が強いと心不全となりⅢ音によるgallopを聴く。また，月齢が少し進むと左室流出路が右室側から押され肺動脈弁下狭窄（dynamic stenosis）となる例があり，その場合，クリック音を伴わない収縮期駆出性心雑音を聴く。ただ，新生児期にJatene手術が終わればこの所見はない。一方，なんらかの理由で心房内転換手術が行われた後には，この雑音を聴くことがある。

　Ⅱ型では，出生後肺血管抵抗の下降とともに心室中隔欠損経由の右室→左室短絡による収縮期逆流性心雑音が発生する。通常，等圧の肺高血

圧のため雑音は短い。強い容量負荷のためⅢ音が著明で，流入雑音を聴く（🔊 **聴診音46**）。

　Ⅲ型（心室中隔欠損＋肺動脈狭窄の合併）では，Ⅱ音の単一亢進は共通所見であるが，しっかりした収縮期駆出性心雑音があり，他の心室中隔欠損＋肺動脈狭窄疾群^(*)と大差はない。

^(*) Fallot四徴症，単心室＋肺動脈狭窄（PS），両大血管右室起始＋PS，三尖弁閉鎖＋PSなど。

🔊 **聴診音44**

完全大血管転位症Ⅰ型（図49）

　生後6日目のチアノーゼの強い新生児。重症で人工呼吸器使用中。
　頻脈でⅠ音，Ⅱ音とも強く，Ⅱ音は単一で亢進しており，心雑音はない。呼吸器管理下なので，一定間隔で呼吸音が聞こえるが，それによる心拍の変動はなく重症であることを示している。

図49 完全大血管転位症　Ⅰ型，呼吸管理下

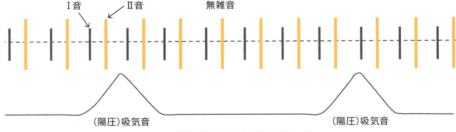

呼吸にかかわらず心拍は頻拍一定

🔊 **聴診音45**

完全大血管転位症Ⅱ型（図50）

　生後20日目の男児。胸骨左縁上部での聴診。
　多呼吸のなかに速い心拍が聴こえ，呼吸性変動はなく，重症であることがわかる。
　Ⅰ音，Ⅱ音とも亢進し，Ⅱ音の亢進が著明である。このⅡ音は注意深く聴くと狭く分裂している。また，収縮期に弱い収縮期逆流性心雑音がある。

図50 完全大血管転位症Ⅱ型，胸骨左縁上部

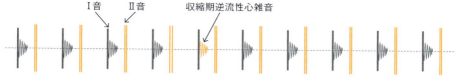

Ⅰ音　Ⅱ音　収縮期逆流性心雑音

Ⅱ音は狭く分裂

聴診音 46

完全大血管転位症Ⅱ型，心尖部（図51）

🔊 **聴診音45**と同一例のベル型による心尖部での聴診。

拡張期に注目して聴くと，Ⅲ音と流入雑音があり，肺血流増加による左室への容量負荷が推測される。

録音の最後に近い部分で呼吸音が聞こえなくなる部分があるが，筆者が患児の鼻を軽く摘まんだことによって一瞬息を止めている間である。聴診に集中して集中力が高まったときに，こうすると呼吸音に邪魔されず，正確な心臓聴診所見が取れる。

図51 完全大血管転位症Ⅱ型，心尖部

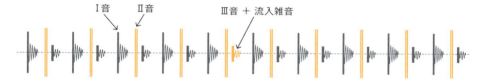

Ⅰ音　Ⅱ音　Ⅲ音 ＋ 流入雑音

B-2　総肺静脈還流異常症

新生児早期に発症する児では肺静脈閉塞による強い肺高血圧があり肺血流量は多くない。血流増加がないので心雑音がない。

肺高血圧によってⅠ音，Ⅱ音は亢進し，Ⅱ音の亢進は分裂した後（うしろ）の音＝Ⅱp（肺動脈弁閉鎖音）の亢進である。分裂が狭く初めは単一に聴こえるが，よく聴いて分裂を認識してほしい。低酸素血症が強い例では心機能が低下するので低調なⅢ音がある。

肺静脈閉塞が強くない例（生後2週間以降の例が多い）では，肺血流が増加するので，心房中隔欠損症の聴診所見と同様で，併発する肺高血圧の程度に応じてⅡpの亢進がある。そのなかで，いわゆる"雪だるま"と

して知られる上心臓型で共通肺静脈管が左鎖骨下静脈に還流する例で，その部位に弱い"静脈コマ音＝venous hum"（🔊聴診音39）を聴くことがある。

🔊 聴診音47

総肺静脈還流異常症：下心臓型（図52）

生後6日目。チアノーゼ，呼吸困難が強い児の胸骨左縁での聴診。

バックに聞こえる呼吸音で多呼吸がわかる。心拍は速く呼吸性変動が少ない。

Ⅰ音，Ⅱ音は"brisk（活発）"で，Ⅱ音はよく聴くと狭く分裂していて，後方成分＝Ⅱp（肺動脈弁閉鎖音）が亢進している。雑音は聴こえないので，心内血流の増加はない。

速い心拍と少ない呼吸性変動から重症と診断するが，Ⅰ音，Ⅱ音がしっかりと（briskに）聴こえるので，最重症の心不全ではない。

ここでは膜型で聴いているので，Ⅲ音は明らかではない。

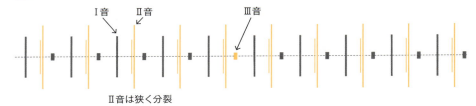

図52 総肺静脈還流異常症　肺静脈閉塞型

B-3　大動脈縮窄複合（大動脈縮窄＋心室中隔欠損）

新生児期乳児期早期に発症する本症は，通常大きな心室中隔欠損を伴い，強い肺高血圧があり左右心室圧は，心周期を通じてほぼ同等である。このため，収縮期心雑音は弱く聴こえないことが多い。聴こえれば，Ⅰ音に続く逆流性である。

高い右室圧のためⅠ音は亢進し，肺高血圧のため肺動脈弁閉鎖音（Ⅱp）が亢進する。注意深くⅡpに注目して聴くとわかる。

この組み合わせでは肺血流が増加し，左室への流入が増えるので，心尖部ではⅢ音とそれに続く低調な拡張期流入性心雑音が聴かれる。

心機能が保たれている状態では心音は強勢（brisk）でdynamic heart

とよばれるが，Ductal Shockの心不全ではⅠ音，Ⅱ音が弱くなりⅢ音が目立ってGallopとなる。

　雑音は目立たないので，雑音を心疾患発見のきっかけに考えていると容易に見落とす。新生児の循環不全を見たら下肢脈の触知など脈診を含む全身所見と心音に注目して早期発見に努めたい。

大動脈縮窄＋心室中隔欠損，胸骨左縁上部（図53）

　生後15日目の新生児。胸骨左縁上部での膜型による聴診。

　心不全，肺高血圧はあるがショック状態ではない。

　頻脈で，呼吸による心拍変動がある。心拍変動の消失は重症のサインなので，心音の強さとともに，常に注意して聴診する。

　Ⅰ音，Ⅱ音が強くdynamic heartで，Ⅱ音は狭く分裂していて，よく聴くとⅡp（肺動脈弁閉鎖音）が亢進している。この例では肺動脈駆出音（ejection click）は聴き取れないが，これは肺動脈拡張がまだ著明ではないことによる可能性があると思われる。

　弱い柔らかい収縮期逆流性心雑音があるが，イヤホンの性能などによってうまく聴き取れないかもしれない。

図53　大動脈縮窄＋心室中隔欠損，胸骨左縁上部

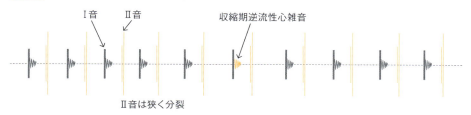

大動脈縮窄＋心室中隔欠損，心尖部（図54）

　🔊**聴診音48**，**図53**と同一症例。心尖部でのベル型による聴診。

　心尖部では強いⅠ音が目立つ。Ⅱ音はⅠ音に比べて弱く，やや時間を置いてⅢ音とそのⅢ音に続く低調の拡張期心雑音（トロロと聴こえる）がある。この拡張期心雑音は左室への流入増加による相対的僧帽弁狭窄（流量増加による血行動態現象：器質的狭窄はない）で，肺血流量増加による左室流入増加を示す。この部位での聴診におけるⅠ音亢進も相対的僧帽弁狭窄を示す。

図54 大動脈縮窄＋心室中隔欠損，心尖部

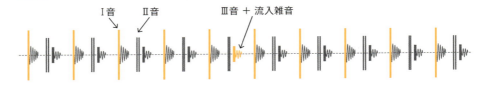

B-4 肺高血圧＋α*

＊：心室中隔欠損症，大血管転位症，完全型心内膜床欠損症，三尖弁閉鎖症，単心室などで強い肺高血圧のある疾患群。

二心室間圧較差がなく，心内外に狭窄病変の合併がない疾患群で，肺高血圧が強いと前項の大動脈縮窄複合と同様の所見となる。

三尖弁閉鎖症（1c型）＋ 肺高血圧（図55）

聴診音50

多呼吸，軽度のチアノーゼのある幼弱乳児。胸骨左縁上部での膜型による聴診。

呼吸音や患児の声そして医療者の話し声が聴こえるが，実地臨床の場面と同様である。頻脈であるが後半に呼吸音が落ち着くと心拍数がやや落ちるので，最重症ではないと判断できる。

Ⅰ音，Ⅱ音が強い。Ⅱ音は狭く分裂していてⅡpが亢進して肺高血圧を示す。よく聴くとⅠ音に直後に駆出音（クリック音）があり，肺動脈拡張が著明であると思われる。雑音は聴こえない。

通常，高肺血流による心室流入増加所見を伴うが，その所見は心尖部でのベル型での聴診でとらえる。それは，聴診音49，図54と同様になる。

図55 三尖弁閉鎖症1c ＋ 肺高血圧，胸骨左縁上部

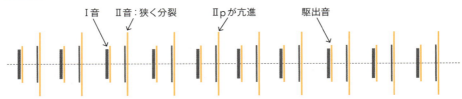

B-5　肺動脈閉鎖症＋動脈管開存

　肺動脈閉鎖症（単独であれ，他疾患＊への合併であれ）では，右室からの拍出がないため，生存には肺循環維持のため動脈管か大動脈肺動脈側副動脈が必須である。
　（＊心室中隔欠損，Fallot四徴，単心室，大血管転位など）
　聴診所見に関して，高い右室圧のためⅠ音は亢進，Ⅱ音は肺動脈弁閉鎖音がないため単一で，大動脈の前方偏位または拡張があり，亢進する。
　雑音は，右室流出路が閉鎖しているので聴こえない。ただ，肺循環への血行路内の血流量が一定以上の場合に連続性雑音が生じる。動脈管の場合，出生直後は肺高血圧のため短絡量は少なく雑音はほとんど聴こえない。生後2〜3日には肺動脈圧は下降してくるが，同時に動脈管が自然閉鎖していくので，やはり雑音はないか，弱い。この時点での所見は，Ⅱ音の単一のみといってよいので，他の所見と合わせて心疾患の疑いを持つ。
　動脈管自然閉鎖の時期にもチアノーゼや循環不全の悪化がない場合には，動脈管の自然閉鎖機転がないか大動脈肺動脈側副動脈の存在を考える。後者の場合，背中での聴診が必須である（🔊**聴診音36**）。
　肺動脈閉鎖症の可能性が高い場合，プロスタグランジンを投与して動脈管を開存維持し，その後の治療に備える。これらの例では，動脈管から肺循環への短絡による連続性雑音が単一のⅡ音を挟んで聴かれる。
　この短絡雑音は高調で強度も強くないうえ，最強点が呼吸音の強い部位なので，児の激しい呼吸音にかき消されることが多い。集中して聴診しわずかにでも雑音が認識できたところで患児の鼻を摘むと一瞬息を止めるので，その間に所見を確認するとよい。
　乳児以降の例では，自然閉鎖しない動脈管開存や主要大動脈肺動脈側副動脈（MPACA）によって相当量の肺血流が維持され，連続性雑音の聴取に困難はない（ただMAPCAの場合，背中での聴診による）。

肺動脈閉鎖症＋動脈管開存（図56）

　チアノーゼのある新生児。胸骨左縁上部からやや外側で，膜型での聴診。この児は，すでにプロスタグランジンが使われている。
　激しい呼吸音や患児の呻き声があって，やや聴き取りにくいが，臨床

現場なので集中して聴いてほしい。

頻拍で呼吸性変動がない。

聴こえる心音はⅠ音で，Ⅱ音は雑音に取り込まれて定かではない。そのⅠ音からややタイムラグをおいてシャーンシャーンと聴こえるのが動脈管開存による連続性雑音で，Ⅱ音はその中に取り込まれている。

図56 肺動脈閉鎖症＋動脈管開存，胸骨左縁上部

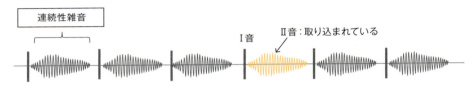

＊この例は，すでにプロスタグランジンが使われている

B-6　肺動脈弁欠如症

肺動脈弁の無形成〜著明な低形成で，この時期の発症する例はFallot四徴に合併している。肺動脈狭窄（弁性＋弁下）＋肺動脈弁閉鎖不全となっている。

胎生期から中心肺動脈が著しく拡張し，気管・主気管枝を圧迫し，しばしば気管軟化症を合併する。このため，wheezingが聴かれ，陥没呼吸の目立つ呼吸障害があり，最重症例では出生直後から呼吸困難が強い。この呼吸状態と，特徴的な心雑音で，診断は容易である。

聴診音52

肺動脈弁欠如症＋Fallot四徴（図57）

1カ月児。陥没呼吸が目立つ児。胸骨左縁上部，膜型での聴診。

Ⅰ音は明確に聴かれるが，Ⅱ音は弱い。

Ⅰ音のあと，短いタイムラグをおいて，粗い収縮期駆出性心雑音が聴こえる。その雑音が減衰した後，弱く聴こえるⅡ音があり，その後に行ったり来たりする感じで別のやや粗い雑音（拡張期心雑音）がある。鋸で木を切るときの音にも似ているので，sawing(wood) murmurといわれることがある。

後に成人の軽症例を掲載しているが（🔊**聴診音77**），それらの例では，やわらかいto and fro murmurまたはやわらかい拡張期心雑音のみで，

sawing (wood) murmurには聴こえない。

図57 肺動脈弁欠如症＋Fallot四徴

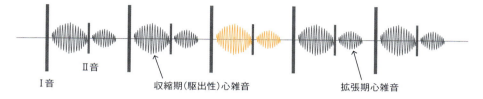

I音　II音　収縮期(駆出性)心雑音　拡張期心雑音

聴診音 **53**

肺動脈弁欠如症＋Fallot四徴

　5カ月児。軽度の陥没呼吸があり，前胸部はやや膨隆している。体重増加はほぼ普通。

　肺動脈弁口部での膜型での聴診。この例ではII音がはっきり聴こえる。雑音はto and fro murmurで，肺動脈狭窄＋閉鎖不全を示す。前の症例よりも「粗さ」が少なく，特に拡張期部分が柔らかく，肺動脈逆流の程度が軽いことを示す。

C 乳児期以降発症の主な疾患

C-1 心室中隔欠損症

欠損部位によって雑音の最強点が異なり（図58），欠損孔の大きさによって聴診所見が異なる（図60）。

C-1-1 雑音の最強点（図58）

胸骨左縁第4肋間または多少その上下に最強点があれば膜性部（傍膜性部）欠損である。胸骨左縁からやや心尖部に寄った部位が最強点であれば筋性部欠損の可能性が高く，それは通常小欠損で収縮期後半に強くなる late-systolic accentuation の傾向がある。胸骨左縁から右縁に広がる全（汎）収縮期雑音では，左室右房交通～心室中隔欠損＋三尖弁閉鎖不全を考える。これらでは多くの例で心電図上左軸偏位で自然閉鎖はまれである。

胸骨左縁第2肋間（肺動脈弁口部）に最強点があれば，ほぼ間違えなく肺動脈弁下（円錐部）欠損である。この型の自然閉鎖は例外的で，雑音の消失は逸脱した大動脈弁が欠損孔を塞いでいて，そのような例では後に大動脈弁閉鎖不全が出現する。

図58 心室中隔欠損症：雑音の最強点と欠損孔の位置

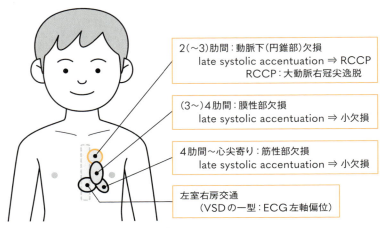

ここで特別に，肺動脈弁下（円錐部）欠損の聴診所見の変化を取り上げる。この型の心室中隔欠損症は欧米に比べてわが国に多く，高頻度に大動脈弁（主に右冠尖）が欠損孔に陥入（逸脱prolapseと表現）し，大動脈弁逆流へと進行する。中欠損以下で血行動態的には負荷がないか軽微の例が大多数で軽く考えがちであるが，将来を考えるとしっかり診断することがきわめて大切である。

　雑音の経過が特異的で，注意深い聴診で病態把握が可能である（図59）。初めは，胸骨左縁第2肋間で高調の全（汎）収縮期雑音（pan-systolic murmur）を聴く（聴診音54）。大動脈弁逸脱が発生進行すると，その雑音の後半が強くなり，late-systolic accentuationとよばれる特徴的な雑音となる（聴診音55）。さらに進行すると，かすかな拡張期逆流性雑音が出てくる（聴診音56）。このかすかな拡張期心雑音は，病態の進行を予測しながら"探しにいく"と認識できる。この時期には末梢脈は"bounding pulse"となる。ただ，注意深く心エコー検査を繰り返すと，聴診所見でわかる前に大動脈弁逆流の始まりを診断できる。

図59 動脈下（円錐部）欠損症：雑音の変化（聴診音は同一例ではない）

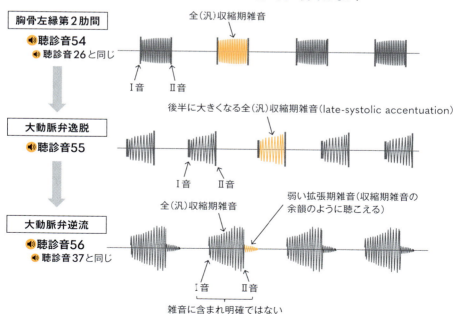

聴診音 54

（🔊聴診音26と同じ）

収縮期に大きな心雑音が聴かれ，Ⅰ音とⅡ音があまり明確に聴こえない。これは雑音がⅠ音とほぼ同時に始まりⅡ音まで続いているため，心音が雑音に埋もれてしまっているからである。Ⅰ音に続くので収縮期逆流性心雑音で，この例ではⅡ音まで続いているので，全(汎)収縮期雑音〔pan (holo) -systolic murmur〕とよばれる。

この例の雑音は，前半より後半にやや強く聴こえる部分もあり，小欠損の心室中隔欠損ではしばしばこのような特徴がある（図59上段）。

聴診音 55

（🔊聴診音58も聴取してみて）

胸骨左縁第2肋間で，膜型での聴診。

ここでは雑音の調子に注目して欲しい。「ジュ ワッ！」「ジュ ワッ！」と，後半が強く聴こえる。これをlate systolic accentuationと表現し，心室中隔欠損孔が小さい〜自然縮小過程を示す。動脈下（円錐部）欠損であれば，大動脈弁が欠損孔に逸脱している可能性が高い（図59中段）。

> **One Point**
>
> 筆者は，動脈下（円錐部）心室中隔欠損の周囲組織のout-growによる自然閉鎖を経験したことはない。他方，この型の心室中隔欠損で無雑音となり自然閉鎖とされたが，3年後に雑音があるとして紹介された高校生を経験した。検査の結果，大動脈右冠尖が円錐部心室中隔欠損にすっぽりと嵌って，収縮期短絡はほんの少し見えるくらいであったが，しっかりした大動脈弁閉鎖不全があった。心室中隔欠損閉鎖と大動脈弁形成を受け，術後trivial〜mildの大動脈弁逆流を残した。
>
> また，この病態の理解前の古い時代には，心室中隔欠損＋大動脈弁閉鎖不全の大人での欠損閉鎖＋大動脈弁置換術をしばしば経験した。

聴診音 56

（前出🔊聴診音37と同じ）

Ⅰ音からⅡ音まで続く収縮期逆流性心雑音があり，この雑音は後半に強くなる（late systolic accentuation）。この雑音の特徴，聴診部位，bounding pulseでは心室中隔欠損に大動脈弁逆流を伴う病態を考え，拡張期心雑音の有無に集中して聴診する。すると，雑音の終わりのⅡ音の直後から，大きな収縮期心雑音の余韻のように聴こえる，きわめて弱い高調の拡張期心雑音がある（図59下段）。

C-1-2 欠損孔の大きさ，肺高血圧の程度による聴診所見の特徴

欠損孔の大きさと欠損孔での血流の多寡（多いか少ないか）と肺高血圧の有無と程度によって聴診所見が異なる（図60）。

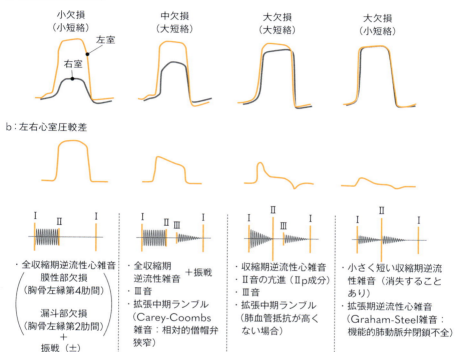

図60 心室中隔欠損症：欠損孔の大きさと聴診所見

中澤 誠：先天性心疾患，メジカルビュー社，2014，p184より引用

　小欠損では短絡量が少なく，右室圧が正常なのでⅠ音，Ⅱ音は正常で，肺血流量増加＝肺循環還流血流も少ないため心尖部でのⅢ音は聴こえない。雑音は，心周期を通じて左室圧＞右室圧なので全（汎）収縮期心雑音となり，拡張期流入性心雑音も聴こえない（🔊聴診音57）。

　中欠損では短絡量が増え，右室圧が軽度〜中程度に上昇し，肺血流量も増えるので（Qp/Qs＝2.0〜3.0程度），Ⅰ音，Ⅱ音はやや強制（brisk）で小欠損と比べてⅡ音が明瞭である。心尖部のベル型での聴診ではⅢ音

が聴こえる。雑音は，やはり全（汎）収縮期心雑音で，心尖部でⅢ音に続いて拡張期流入性心雑音（diastolic rumble：相対的僧帽弁狭窄）が聴こえる。この心尖部での拡張期の聴診所見（Ⅲ音＋拡張期流入性心雑音）は，肺血流量が有意に増えており，手術適応があることを強く示唆する。

大欠損では，欠損孔での短絡血流への抵抗が小さく，短絡量（＝肺血流量）は多く，左右心室圧のピークはほぼ同等となる。高い右室圧のためⅠ音は亢進，肺高血圧のためⅡ音が亢進し，左室流入増加による心尖部でのⅢ音が著明である。雑音は，短絡血流の多くが心周期前半に起こり後半には減ることを反映してⅠ音に引き続いて始まるが，Ⅱ音の前で減衰する。このため亢進したⅡ音が明瞭に聴こえる。心尖部でのベル型での聴診で，Ⅲ音に続いて拡張期流入性心雑音（diastolic rumble）がよりはっきりとわかる。

肺血管抵抗が上昇し不可逆的になると，左右心室圧が心周期を通じてほぼ同等となり，短絡量は少なく両方向性となる。このような例をEisenmenger症候群とよぶ。右室圧の上昇，大動脈動同等の肺高血圧のため，Ⅰ音，Ⅱ音は著しく亢進する。肺高血圧による太い肺動脈を反映して駆出音（ejection click）がⅠ音のすぐ後に聴こえる。肺血流量増加はないので左室還流もほぼ正常で心尖部のⅢ音はない。短絡は少ないのでそれによる雑音は聴こえない。ただ，肺動脈拡張による肺動脈弁閉鎖不全が続発すれば，高調の拡張期逆流性心雑音が聴かれる。

聴診音 57

心室中隔欠損症：小欠損

心雑音で紹介された健康な乳児。胸骨左縁下部で，膜型での聴診。

粗い雑音がまず耳に入る。Ⅰ音，Ⅱ音がはっきりと聴こえないのは，雑音がⅠ音と同時に始まりⅡ音と同時に終わり，かつⅠ音，Ⅱ音とも亢進がないからである。このようにⅠ音からⅡ音まで続く雑音が全（汎）収縮期雑音で，心周期を通じて左室圧＞右室圧を示す。

雑音（＝心拍）のリズムの変動にも気付いてほしい。すなわち，心拍変動が明らかで，循環負荷が少ないことを示している。重症になるにつれ，神経内分泌系の代償機転が動員され，頻拍になると同時に心拍変動が減じてくる（図59上段）。

聴診音 **58**

心室中隔欠損症：小欠損：sea gull murmur（図61）

心雑音で紹介された健康な幼児。胸骨左縁下部で，膜型での聴診。

「ピュウ↗ドッ」「ピュウ↗ドッ」という収縮後期に強くなる高調な雑音がある。雑音は笛の音のような感じでもあるが，カモメの鳴き声に似ていることから"sea gull" murmurとよばれる。late systolic accentuationの一つで特異な音質のため，このようによばれる。

同様の雑音が心尖部で聴かれたら，軽症の僧帽弁閉鎖不全，特に僧帽弁逸脱によるもの（この場合，収縮中期・後期クリックを聴く）が考えられる。

図61 心室中隔欠損症：小欠損：sea gull murmur　胸骨左縁下部

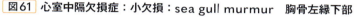
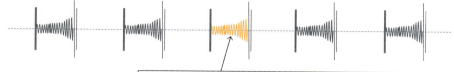

収縮期逆流性心雑音：後半に強くなり，カモメが鳴くように聴こえる

＊心尖部で聴かれたら，軽度の僧帽弁閉鎖不全，特に僧帽弁逸脱を考える

聴診音 **59**

心室中隔欠損症：中等度肺高血圧合併（図62）

やや呼吸の速い乳児。胸骨左縁下部で，膜型での聴診。

Ⅰ音，Ⅱ音がやや亢進しており，中程度の右室圧上昇，肺高血圧を表す。Ⅰ音がやや粗い感じで聞こえるが，肺動脈拡張による駆出音が重なっている可能性がある。また，Ⅱ音は狭く分裂していてⅡpが亢進している。

前の症例（🔊聴診音57）に比べて心拍変動が少なく，循環負荷がかかっていることを示している。

収縮期心雑音はⅠ音に続いており逆流性でⅡ音まで続いているので，心周期を通じて左室圧＞右室圧であるが，後半の雑音の減弱はその時相での短絡の減少を表し，そもそもの左右心室圧較差が大きくないこと＝右室・肺動脈圧の上昇を示す。

膜型での胸骨左縁での聴診なので明瞭ではないが，Ⅲ音も聴かれ，左室流入増加を考える。このような例では，必ず，ベル型で心尖部を聴診し，拡張期流入性心雑音を確かめる習慣を身につけてほしい。

図62 心室中隔欠損症：中欠損（中等度肺高血圧あり），胸骨左縁下部

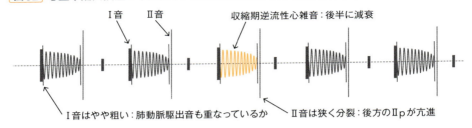

心室中隔欠損症：大欠損，胸骨左縁下部（図63）

聴診音60

呼吸が速く，Harrison溝のある乳児。胸骨左縁下部で，膜型での聴診。Ⅰ音，Ⅱ音は亢進しdynamic heartで，頻拍で心拍変動がほとんどない。

Ⅰ音は弾くような感じに聴こえ，肺動脈駆出音と重なっている可能性がある。Ⅱ音は狭く分裂，後方のⅡpが亢進している。

雑音はⅠ音に続いていて逆流性であるが，Ⅱ音まで続かない。収縮期の終盤にはほとんど短絡がなく，左右心室圧がほぼ同等の高度な肺高血圧があることを示す。

図63 心室中隔欠損症：大欠損＋高度肺高血圧，胸骨左縁下部

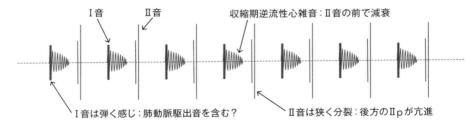

心室中隔欠損症：大欠損，心尖部（図64）

聴診音61

前の症例（聴診音60，図63）と同一例。心尖部で，ベル型での聴診。拡張期に集中して聴かないと，重要な所見を聴き逃す。

亢進したⅡ音の後，少しタイムラグをおいて低調なゴロゴロという感じの雑音が聞こえる。Ⅲ音もあるはずだが，この拡張期心雑音に取り込まれていて明確に区別できない。

この心尖部での所見は，相対的僧帽弁狭窄を表し，この例では，肺血流量増加からの左室流入増加がかなり多いことがわかる。一般に肺血流

量増加疾患で，房室弁（この例の場合，僧帽弁）の相対的狭窄の所見があれば，肺体血流量比（Qp/Qs比）＞2.0である。

図64 同一例：心尖部でベル型での聴診：拡張期に集中！

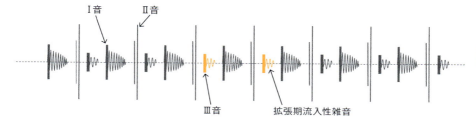

心室中隔欠損症：Eisenmenger症候群（図65）

聴診音 62

乳児期から先天性心疾患を指摘されていた思春期の女性。軽いチアノーゼがあり，軽度のclubbed fingersを認める。肺動脈弁口部での膜型での聴診。

「トロッ・・ツアー」「トロッ・・ツアー」と聴こえる。「ト」がⅠ音,「ロッ」が駆出音（ejection click，この場合，肺動脈クリック音），「・・」は収縮期で，この時相では雑音も過剰音もない。「ツアー」が亢進したⅡ音（ツ）とそれに続く拡張期逆流性心雑音（アー）である。

図65 心室中隔欠損症：Eisenmenger症候群，胸骨左縁上部

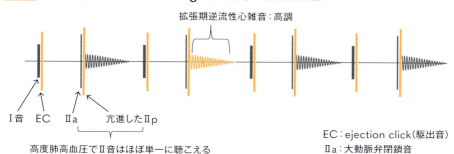

EC：ejection click（駆出音）
Ⅱa：大動脈弁閉鎖音
Ⅱp：肺動脈弁閉鎖音

C-2　心房中隔欠損症（二次孔心房中隔欠損）

　心房間に欠損孔があり，短絡は主に拡張期に左房から右房・右室へ流れる。この短絡は低圧系なので流速が速くないため，大きな乱流が発生しないので，この心房間短絡そのものによる雑音は聴こえない。

　短絡のため右室流入量が増え三尖弁を通る血流量が増え，相対的三尖弁狭窄による拡張期流入性心雑音が生じる。この拡張期心雑音は肺体血流量比＞2.0で明確となり，欠損孔閉鎖術の適応を示す。流入増加によって右室一回拍出量は増え，右室流出路での駆出流速が速くなる。ここで，右室の心筋走行を思い出してもらうと，洞部は左室と一部共通でふいご様であるが，流出路は輪状筋に囲まれており収縮期には内腔を狭める。基本的形態がノズル型であり，ここで血流速度が増すと正常（の一回拍出量）では発生しない乱流が発生し（総論；**図21**，p.29），雑音が聴こえるようになる。

　この雑音は，解剖学的狭窄がないので"相対的"狭窄によるものであるが，時には，ここでの圧較差が40mmHgに達することもある。また，短絡量が多くなると肺動脈が拡張し，このため肺動脈駆出音（ejection click）が聴かれることがあり，肺動脈弁狭窄合併の診断に迷うことがある。その鑑別は心エコー検査などによる形態学的検討が必要である。疑わしい例ではdevice closureの際に，バルーンカテーテルによるwaistの有無でも確認できる。

　心音は，相対的三尖弁狭窄のため，三尖弁閉鎖音＝Ⅰ音が亢進する。筆者はこの所見を本症発見の一つのきっかけにしている。Ⅱ音は，右室一回拍出量の増加による拍出時間の延長から肺動脈弁閉鎖音が正常よりも遅れる。呼気時に肺静脈returnは増え，心房中隔欠損での短絡量が増え，右室流入が増える。一方，体循環returnは吸気時に増えるので，これらが組み合わさって，右室流入＝右室拍出を呼吸周期に関わらず比較的一定に保つので，Ⅱ音の分裂が呼吸周期に影響されず，固定性となる。

　幅広いⅡ音の分裂のみならば，完全右脚ブロックでも聴かれるが，その場合は呼吸性変動がある。

心房中隔欠損症，胸骨左縁第2肋間での聴診（図66）

心雑音で紹介された女児。胸骨左縁第2肋間（＝肺動脈弁口部）での膜型での聴診。

Ⅰ音はほぼ正常。Ⅱ音ははっきりと分裂しており，バックに聴こえる呼吸音の影響なく（吸気で分裂が広がることなく），一定の分裂を保っている。すなわち，Ⅱ音の固定性分裂である。

Ⅰ音のあと，やや時間をおいて始まりⅡ音の前で終わる比較的柔らかい雑音が聴こえる。収縮期駆出性心雑音で，Ⅰ音の後に駆出音（ejection click）がないので，弁性狭窄ではないことがわかる。この雑音は，低調（低周波数）で雑音自体弱いことが多いので，膜型での聴診のみでは聴き逃すことがある。心音や心電図，胸部X線などで疑わしい場合にはベル型でも聴診すると，正確な所見をとらえることができる。

図66 心房中隔欠損症，胸骨左縁上部

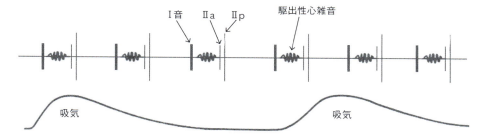

心房中隔欠損症（前と同一例），胸骨左縁第4肋間での聴診（図67）

前の例の，胸骨左縁第4肋間（＝三尖弁口部）でのベル型での聴診。

Ⅰ音が強いのが印象的である。その後に弱い低調な収縮期駆出性心雑音がある。肺動脈弁口部の雑音の伝播である。分裂したⅡ音の後，タイムラグをおいて低調の"息を吸う感じ"の拡張期流入性心雑音が聴こえる。この例では，肺体血流量比は2.5であった。

図67 心房中隔欠損症，三尖弁口部

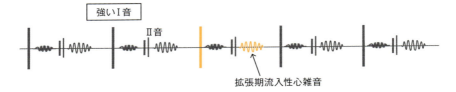

C-3　心内膜床欠損症（房室中隔欠損症）

　不完全型と完全型があり，発症時期，聴診所見が大きく異なる。基本的に，不完全型は二次孔心房中隔欠損症，完全型は大きな心室中隔欠損症に近く，ともに僧帽弁（左室側房室弁）閉鎖不全があれば，その雑音が加わる。

　本書の本論ではないが，心内膜床欠損症では心電図上左軸偏位が大原則であり，特に僧帽弁閉鎖不全がない場合の重要な診断ポイントになる。

C-3-1　不完全型心内膜床欠損症（房室中隔欠損，一次孔心房中隔欠損）＋僧帽弁閉鎖不全

　心房間短絡による聴診所見は，二次孔心房中隔欠損症（前項）と同様である。それに加えて，高頻度に合併する僧帽弁（左側房室弁）閉鎖不全による収縮期逆流性心雑音が心尖部で聴かれる。

不完全型心内膜床欠損症＋僧帽弁閉鎖不全：肺動脈弁口部（図68）

　幼児。胸骨左縁第2肋間で，膜型での聴診。
　Ⅰ音はやや強いがほぼ正常，Ⅱ音は幅広く分裂し，バックにかすかに聞こえる呼吸音に影響されず固定性である。Ⅱ音の後方成分Ⅱp（肺動脈弁閉鎖音）はやや亢進しており，肺動脈圧上昇がわかる。
　Ⅰ音の後，タイムラグをおいてややソフトな収縮期心雑音＝収縮期駆出性心雑音があり，Ⅱ音の前で終わっている。
　この部位での基本的聴診所見は二次孔心房中隔欠損症と同様である。

図68 不完全型心内膜床欠損症，胸骨左縁上部

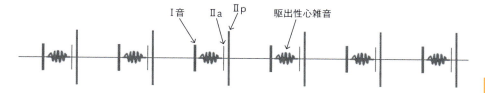

聴診音66

不完全型心内膜床欠損症＋僧帽弁閉鎖不全：心尖部（図69）

同一例（🔊聴診音65，図68）での心尖部での膜型での聴診。

Ⅰ音は正常，Ⅱ音は固定性分裂。雑音はⅠ音と同時に始まる高調な収縮期逆流性心雑音で，Ⅱ音まで続くので全（汎）収縮期心雑音となっている。

心尖部の聴診では，Ⅰ音の亢進はなく，Ⅲ音および拡張期流入性心雑音はベル型で聴いても聴こえないので（聴診音略），僧帽弁閉鎖不全の逆流による左室流入は多くない。ただ，心内膜床欠損症の僧帽弁逆流は右房方向に向かい，短絡に加えて右室流入を増やすので，心尖部での拡張期の所見のみから僧帽弁逆流が軽度との判断は正しくない。

図69 不完全型心内膜床欠損症，心尖部

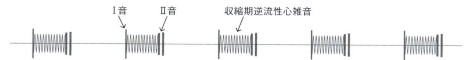

C-3-2　完全型心内膜床欠損症（房室中隔欠損）＋僧帽弁閉鎖不全

聴診所見は，大きな心室中隔欠損症の所見に僧帽弁閉鎖不全の所見が加わったものとほぼ同様である。厳密には，心房間左右短絡，（併発すれば）三尖弁閉鎖不全の所見が加わる。

Down症候群に合併する場合，Rastelli C型が多く房室弁逆流が少なく，また，高度肺高血圧を合併するので，短絡と弁逆流による心内血流増加が少ない。このため，主な聴診所見は，Ⅰ音Ⅱ音の亢進，弱い雑音で，肺高血圧の所見が目立つ（聴診音なし）。

ここでは，🔊聴診音20で聴いた，心不全の強い大きな心室中隔欠損

症＋僧帽弁閉鎖不全の例を，代わりに聴いてもらう。

聴診音 67 心室中隔欠損症＋僧帽弁閉鎖不全（🔊聴診音20と同様，図70）

心尖部でベル型での聴診。

頻拍で心拍変動がほとんどなく重症であることがわかる。ただ，心音および雑音は勢いよく（brisk）聴こえる。最重症になると心音も雑音も籠った感じになる。

まず収縮期心雑音が耳に入る。よく聴くと雑音の開始時に低調で「ドン」という感じのしっかりしたⅠ音がある。雑音はⅠ音に続くので収縮期逆流性心雑音で，収縮期後半にやや減弱してⅡ音がはっきり聴こえる。この例では，心室中隔欠損による雑音に僧帽弁閉鎖不全による雑音が重なって聴こえる。

拡張中期に低調な"音"があり，過剰な左室流入によるⅢ音であり，そのⅢ音に続いて低調な拡張中期心雑音（流入性心雑音）が聴かれる。相対的僧帽房弁狭窄があり，左室流入は相当多いと判断される。

以上の所見が基本であるが，完全型心内膜床欠損症では心房間左右短絡による右室流入増加を反映して相対的三尖弁狭窄の所見が加わる。また，三尖弁閉鎖不全があれば，それによる収縮期逆流性心雑音が聴かれる。これらは三尖弁口部に最強点があり，僧帽弁逆流による所見は心尖部で強いが，乳児期に発症する本症では区別が難しいこともある（前出，🔊聴診音20，図18，p.24）。

図70 心室中隔欠損症＋僧帽弁閉鎖不全（図18，🔊聴診音20，と同一）

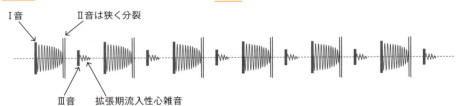

C-4　動脈管開存症

動脈管開存症では，大動脈と肺動脈の圧較差による短絡によって乱流が発生し，雑音となる。高度の肺高血圧がなければ，この圧較差は心周

期を通して大動脈＞＞肺動脈なので短絡は連続性となり，収縮期・拡張期とも大きな雑音が聴こえる。高度の肺高血圧合併例では，収縮期前半では左右心室収縮開始時の差（左室が早い）によって圧較差は比較的大きいが，収縮後半から拡張期にかけては圧較差が縮まって短絡が減り，収縮期後半に雑音は弱くなる。ただ，後述する雑音の性質は保たれる。

　Ⅰ音，Ⅱ音は基本的に正常である。肺血流量が多ければ心尖部でのⅢ音とそれに続く拡張期流入性心雑音がある。さらに肺高血圧を合併すればⅠ音，Ⅱ音は亢進する。

　雑音の性質が特徴的で，機械性（machinery）とよばれる粗い雑音である。これは動脈管開存による短絡血流の方向に関連すると思われる。すなわち開存している動脈管は主肺動脈から大動脈弓遠位部さらに下行大動脈へ"スムーズ"につながっている。短絡血流はこの形態を通して大動脈から主肺動脈へ向かい，右室からの駆出血流とぶつかり，激しい乱流を生じるとともに肺動脈弁を振るわせて過剰音も発生させる。このため独特の機械性雑音となる。

　雑音の"機械性"の性質は，さらに高度の肺高血圧で拡張期心雑音が明確でない例での診断のきっかけになる。大動脈肺動脈中隔欠損症（A-P window），総動脈幹症，右肺動脈上行大動脈起始症など，高肺血流で末梢脈がbounding pulseの例での鑑別には重要な聴診所見であるが，これらでは"機械性"の特徴がない。

　なお，きわめて強い肺高血圧合併例で拡張期短絡のみによる拡張期心雑音のみの例もあるといわれるが，筆者は経験がない。

動脈管開存症（🔊 聴診音34と同様，図71）

　健康そうな幼児，女児。胸骨左縁第2肋間やや外側での聴診。

　「ガララ～ン，ガララ～ン」あるいは「ゴロロ～ン，ゴロロ～ン」と，2つの山（強い部分）をもった大きな雑音が聴こえる。Ⅰ音は雑音の開始の部分に埋もれるように聴こえ，その後，複数の過剰音を含んだ粗い雑音が第一の山を作る。その雑音がやや弱くなったところで，この例では，やや亢進したⅡ音が聴こえ，そのまま，拡張期の第二の山（雑音）に繋がり次のⅠ音の前でいったん終わる。

　この雑音の性質は特徴的で，よく耳（脳）に残しておいてほしい。

図71 動脈管開存症，正常肺動脈圧

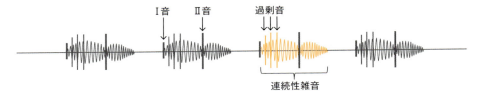

動脈管開存症＋中等度肺高血圧（図72）

乳児で，多呼吸，心雑音で紹介されてきた児。胸骨左縁第2肋間やや外側での聴診。

雑音の性質が前の例と同様であることを聴き取ってほしい。

Ⅰ音は雑音の初めの部分に取り込まれ，続いて，特徴的な機械性雑音が聴かれる。その終盤に亢進したⅡ音が聴こえ，雑音はその後急速に減衰して聴こえなくなる。

Ⅱ音の亢進，雑音の拡張期部分での減衰消失から，中等度以上の肺高血圧の合併がわかる。心尖部ではⅢ音さらに拡張期流入性心雑音があり（聴診音なし），高肺血流による肺高血圧を併発していることは診断できる。

肺高血圧が更に進行するとⅡ音の亢進が強く，雑音がさらに短くなり，収縮期のみとなる例もある。

雑音の性質をしっかりと覚えていれば，聴診（＋脈診）で診断は比較的容易である。

図72 動脈管開存症，肺高血圧（中等度）

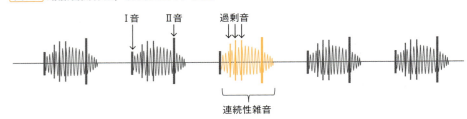

C-5　Fallot四徴症

C-5-1　右室流出路狭窄例

　右室流出路狭窄と大動脈に跨いだ大きな心室中隔欠損が基本形態である。このため，右室圧は左室圧と同等である。

　右室からの駆出血流は，狭窄部分から肺動脈，心室中隔欠損孔から大動脈へと流れる。この際，狭窄部分では乱流が発生するが，心室中隔欠損から大動脈へはスムーズな流出路となっており乱流をほとんど発生しない。

　右室流出路狭窄が強くなると，肺動脈への血流が減るため乱流が減り，その結果，雑音は小さくなる。すなわち，狭窄の程度と雑音の大きさは逆比例関係にあり（図73），この点は次項の肺動脈弁狭窄症とは逆である（図78）。心室中隔欠損経由の大動脈への血流は増えるが，ここではほとんど乱流を発生しないので雑音は発生しない（図73）。

　Ⅰ音は右室圧上昇を反映して亢進する。Ⅱ音のうち大動脈弁閉鎖音は，大動脈の前方偏位を反映して亢進する。肺動脈弁閉鎖音は基本的には減弱するが，右室流出路狭窄が強い例では血流が少なく聴こえない。

図73　Fallot四徴症：流出路狭窄の強さと雑音の強度

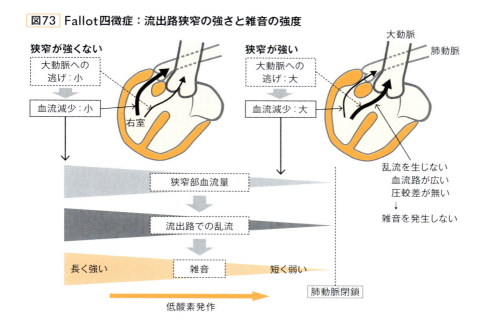

Fallot四徴症，乳児（図74）

聴診音 70

11カ月児。朝方，呼吸が速くチアノーゼが強くなる。胸骨左縁第2肋間での聴診。

しっかりしたⅠ音の後タイムラグをおいて収縮期心雑音（＝駆出性）がある。Ⅱ音は単一で亢進している。肺動脈弁閉鎖音は聴こえない。多呼吸であるが呼吸による心拍変動がよくわかり，この聴診時には緊迫した状況*ではないことを示している。

（*低酸素発作で直ちに対応を要する状況。または，低酸素血症が強く早期に手術を要する状況。）

雑音は，収縮期後半にやや強くなるlate systolic accentuationがあり，その時期に狭窄がやや強くなっていることがわかる。

この例は，症状，肺動脈弁閉鎖音が聴こえないこと，この雑音の"搾り出す"感じからFallot四徴症としては，やや重いことがわかる。

低酸素発作時には雑音が弱く短くなり，呼吸も速くなる。発作時には緊急の処置が必要で，このような聴診所見記録は残せない。

図74 Fallot四徴症，乳児（発作のある児の非発作時の聴診）

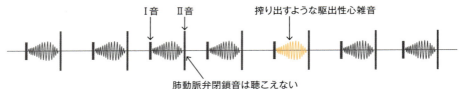

Fallot四徴症，幼児（図75）

聴診音 71

2歳の児でチアノーゼは軽度で，低酸素発作の徴候はなかった。胸骨左縁第2肋間での聴診。

心拍は落ち着いた感じで，重篤感はない。Ⅰ音からタイムラグを挟んで，大きな収縮期駆出性心雑音が聴かれ，雑音終了後，やや金属性のⅡ音がある。強いⅠ音は高い右室圧を示す。Ⅱ音は前方偏位した大動脈弁閉鎖音（Ⅱa）のため亢進しており，よく聴くとその直後に弱い肺動脈弁閉鎖音（Ⅱp）が聴こえる。

軽いチアノーゼ，大きな雑音，弱いながら聴こえるⅡpから，同じFallot四徴症でもこの例では治療の時期や方法に余裕がある。

図75 Fallot四徴症，チアノーゼの軽い幼児

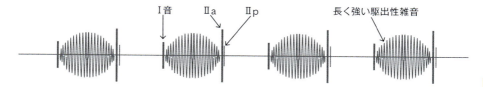

C-5-2 肺動脈閉鎖例（所謂，Fallot四徴症極型）

図73の「肺動脈閉鎖」の部分で示したように，閉鎖で血流がなくなるので，雑音はなくなる。高い右室圧を反映してⅠ音が強く，前方偏位の大動脈のためにⅡ音も強い。当然，肺動脈弁閉鎖音はない。大動脈が太いために駆出音が聴かれる。しばしば大動脈拡張に続発した大動脈弁閉鎖不全による拡張期逆流性心雑音が聴かれる。

聴診音72

Fallot四徴症＋肺動脈閉鎖（聴診音11と同一）

12歳のFallot四徴症＋肺動脈閉鎖。
「**トゥロッ，タ！**」と聴こえる。「**トゥ**」が亢進したⅠ音，「ロッ」が駆出音，「**タ！**」がⅡ音でⅡp（肺動脈弁閉鎖音）はなく，単一で亢進している。この例ではかすかに大動脈弁逆流による心雑音がある（図76）。

図76 Fallot四徴症＋肺動脈閉鎖（いわゆるFallot四徴症極型）

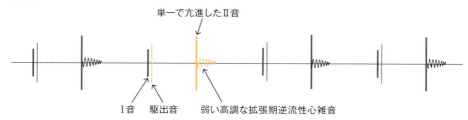

C-6　肺動脈狭窄症

　弁性狭窄，弁上狭窄，弁下（漏斗部）狭窄，末梢狭窄があり，それぞれに特徴がある。前3者は，駆出音の有無，放散の方向で鑑別する。末梢狭窄は肺野で聴かれ，病変のある部分に最強点があり，血管性の連続雑音である（図77）。

　雑音の強さは狭窄の強さに並行する（図78）。なお，新生児乳児期早期の最重症例では，右室不全～心房間右左短絡のため，狭窄部での血流速度～血流量が減るため，乱流も多くなく，雑音も強くならない（図附）。

図77 肺動脈狭窄症：病型による特徴

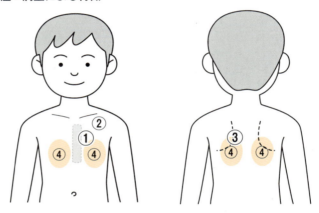

	最強点	雑音の性質	駆出音	放散
弁性狭窄	①	駆出性	＋	③
弁上狭窄	①	駆出性	－	③
弁下狭窄	①	駆出性	－	②
末梢狭窄	④	連続性	－	－

図78 肺動脈狭窄症：狭窄の強さと雑音の強度

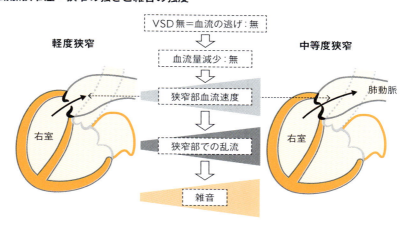

Fallot四徴症と違って，右室駆出血のVSDへの逃げがないので，右室流出路を通過する血流量は，狭窄の強弱にかかわらず一定である。この状況で，狭窄が強くなると，狭窄部での血流速度は速くなり，発生する乱流も増える。乱流が増えることによって雑音が大きくなる。

図附 肺動脈弁狭窄症：最重症例では雑音は弱い

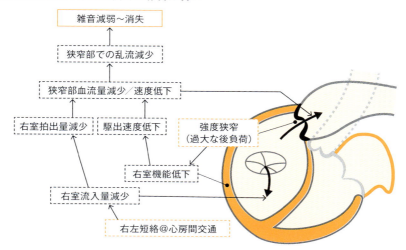

C-6-1　肺動脈弁狭窄症

　Ⅰ音は右室圧上昇につれて強くなり，狭窄弁開放による駆出音がある。本症の場合，比較的低圧（右室圧の上昇の初期）で狭窄弁が開放するため，駆出音がⅠ音に近く，聴き分けが難しいことがある。

　Ⅱ音は，大動脈弁閉鎖音は正常であるが，肺動脈弁閉鎖音は右室駆出時間の延長を反映して遅れ，かつ，狭窄の強さと並行して減弱する。

　雑音は，駆出音に続く収縮期駆出性心雑音で，肺動脈弁閉鎖音の前で終わる。幼児期以降で最重症でなければ，雑音の大きさは狭窄の強さと並行する。

🔊 聴診音 73　**肺動脈弁狭窄症，学童**（図79）

　低学年学童の，胸骨左縁第2肋間での膜型での聴診。

　Ⅰ音は単一でやや強く聴こえるが，よく聴くと，Ⅰ音の直後に駆出音（クリック音）がある。それに引き続いてダイヤモンド型の収縮期心雑音（＝駆出性）があり，Ⅱ音まで続く。

　Ⅱ音は分裂しており，後方が肺動脈弁閉鎖音（Ⅱp）である。この例ではⅡpははっきり聴こえ，雑音はこのⅡpまで続き，狭窄が重症でないことを示す（次の例と比較）。

図79　肺動脈弁狭窄症，学童例

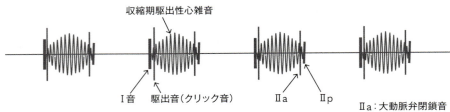

Ⅱa：大動脈弁閉鎖音
Ⅱp：肺動脈弁閉鎖音

🔊 聴診音 74　**肺動脈弁狭窄症，乳児**（図80）

　乳児の胸骨左縁第2肋間での膜型での聴診。

　Ⅰ音が強く聴こえ，そのⅠ音に中に高調な音が混じって聴こえるが，これが駆出音である。その後，粗い強い雑音がⅡ音まで続く。Ⅱ音は単一に聴こえ，肺動脈弁閉鎖音は聴こえない。この例では，雑音が強く長く，

肺動脈弁閉鎖音（Ⅱp）が聴こえないことから，狭窄が強いと診断される。

図80 肺動脈弁狭窄症，乳児例

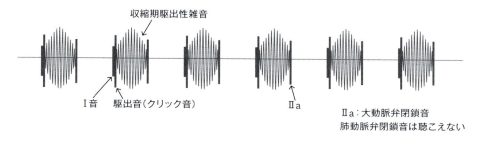

C-6-2 肺動脈弁下（漏斗部）狭窄

　肺動脈弁口部に最強点がある収縮期駆出性心雑音で，駆出音がない。駆出音がないこと，雑音の放散方向が上方左鎖骨方向に向かい，背部には放散しないことから，弁下狭窄と診断できる。

　大動脈弁下狭窄が鑑別になることがあるが，雑音の最強点が"大動脈弁口部"で，右頸部に放散する，ある程度以上の狭窄では末梢脈の脈圧が狭くなることで鑑別する。

聴診音 75

肺動脈弁下（漏斗部）狭窄

幼児男児，三尖弁閉鎖＋肺動脈弁下狭窄例。胸骨左縁第2肋間での聴診。"搾り出すような感じ"のダイヤモンド型の収縮期心雑音がある。Ⅰ音がはっきり聴こえその後にタイムラグを置いて始まる雑音なので駆出性である。この例では駆出音（ejection click）がないので弁性狭窄ではない（図81）。

　Ⅱ音はやや広く分裂しており，後の音Ⅱp（肺動脈弁閉鎖音）が小さい。

図81 肺動脈弁下（漏斗部）狭窄

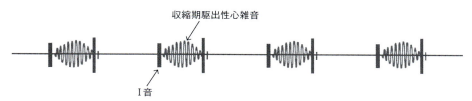

C-6-3 末梢性肺動脈狭窄

　左右肺動脈またはそれより末梢での血管性狭窄で，1カ所での狭窄例もあるが，多くは多発性狭窄でWilliams症候群など種々の症候群やFallot四徴症などの先天性心疾患に合併する。

　肺野で，収縮期にピークがあり拡張期に向かって減衰する，高調で吹くような雑音である。聴診部位が心臓からは遠いので，心音（Ⅰ音，Ⅱ音）との関係は判断できないが，雑音の性質，長さから連続性雑音と診断できる。

末梢性肺動脈狭窄
14歳，背中，右肩甲骨内側の肺野での，膜型での聴診。
　心音は聴こえないが，風が吹くような高調でリズミカルな雑音が聴こえる。同時に聴こえる呼吸音とは別のリズムである（図82）。
　この例はまれな孤発例である。

図82 末梢性肺動脈狭窄（背中，肺野での聴診）

血管性連続性雑音

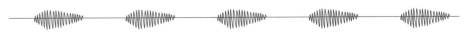

心音（Ⅰ音，Ⅱ音）は聴こえない

附　先天性肺動脈弁閉鎖不全（肺動脈弁低形成）

　肺動脈弁の形成異常は，閉鎖，狭窄，異型性，弁欠損がある。そのうち，弁の完全欠損はしばしばFallot四徴症に合併し，新生児期乳児期早期に発症する（聴診音52，53）。しかし，単独に発生した低形成の例では，ほとんど無症状で経過し，偶然に発見されることがある。

　狭窄は軽いかあるいは無く，閉鎖不全がある。拡張期逆流性心雑音は肺動脈圧が正常な（低い）ため低調である。また，収縮期心雑音は，弁形態によって，あるいは逆流のため右室一回拍出量が増えるため発生しうるが，一般に弱い。

　多くの例で，駆出音があり，Ⅱ音の分裂があり，弁の形態異常を示す。

聴診音 77

先天性肺動脈弁閉鎖不全（肺動脈弁低形成）

18歳，無症状．幼児期に心雑音で発見され，以後，外来でフォローしているが，聴診所見の特徴は変化がない．

胸骨左縁でのベル型での聴診．膜型では本症の特徴的な所見はとらえられない．

Ⅰ音が強く聴こえ，本来のⅠ音と駆出音が融合している．Ⅱ音は分裂しており，後方の肺動脈弁閉鎖音（Ⅱp）は強くない．Ⅰ音，Ⅱ音とも比較的低調（低周波数）で，心内圧が高くないことを示唆している．

Ⅱpに続いて，低調のドロドロといった感じの拡張期心雑音が聴かれる．肺動脈拡張期圧が低いことを示す（図83）．

図83 先天性肺動脈弁閉鎖不全（肺動脈弁低形成）

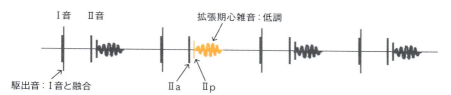

C-7 大動脈弁狭窄症

主な所見は，狭窄弁開放の急な開放による駆出音（クリック音）と，それに続く収縮期駆出性心雑音である．Ⅱ音は，狭窄の程度が増すと，大動脈弁閉鎖が遅れて肺動脈弁閉鎖音の後になって分裂する．このような例では，吸気時の肺動脈弁閉鎖音の後方移動で大動脈弁閉鎖音に近づくため分裂が狭くなり，正常の分裂（聴診音8，図8，p.14）と逆になる（奇異性分裂：聴診音10，図10，p.16）．

駆出音は，心尖部から胸骨左縁第3〜4肋間（大動脈弁二次領域：図2）のほうが大動脈弁口部（胸骨左縁第2肋間）よりもよく聴こえる．

雑音の最強点は大動脈弁口部（胸骨右縁第2肋間）で，右頸部に放散し，頸動脈および胸骨上窩でthrillを触れる．狭窄が強くなると末梢脈の脈圧が狭くなる．

新生児期乳児早期の最重症例では，駆出音ははっきりせず心音も弱くgallopで，雑音も弱い（掲載していない）．

大動脈弁狭窄症：胸骨左縁第3肋間（大動脈弁二次領域）

聴診音 78

低学年学童。胸骨左縁第3肋間での聴診。

Ⅰ音に続き，駆出音（クリック音）が綺麗に聴こえる。Ⅱ音はやや亢進して聴こえ，狭く分裂している。注意深く聴くと，この分裂は呼気時にはっきりして吸気時にははっきりしなくなる。すなわち，奇異性分裂である。

雑音は，駆出音の後に続く，収縮期駆出性心雑音である。

呼吸性不整脈があり，Ⅲ音もないので，重症ではない（図84）。

大動脈弁狭窄症：胸骨右縁第2肋間（大動脈弁口部）

聴診音 79

同一症例の大動脈弁口部での聴診。

🔊 聴診音78に比べて，駆出音（クリック音）は弱く聴こえるが，駆出性心雑音は強い（図85）。

この雑音は頸部，特に右頸部へ放散して聴こえる。

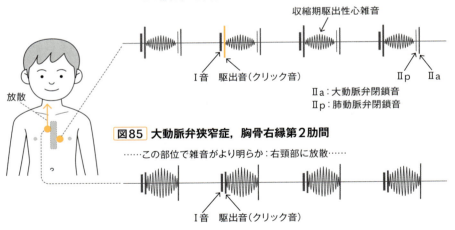

図84 大動脈弁狭窄症，胸骨左縁第3肋間
……この部位（〜心尖部）で駆出音がより明らか……
収縮期駆出性心雑音
Ⅰ音　駆出音（クリック音）　Ⅱp　Ⅱa
Ⅱa：大動脈弁閉鎖音
Ⅱp：肺動脈弁閉鎖音
放散

図85 大動脈弁狭窄症，胸骨右縁第2肋間
……この部位で雑音がより明らか：右頸部に放散……
Ⅰ音　駆出音（クリック音）

C-8　Ebstein病

　三尖弁，特に中隔尖および後尖の弁腹が右室壁内側に塗り込められるように付着し，そのため弁のヒンジ部分が心尖方向に下がる。同時に弁腹が塗り込められた部分の右室壁および心室中隔上部の心筋が薄くなり，心ポンプ機能が低下し拡張機能も障害される。弁そのものの形態異常があるため機能不全，主に閉鎖不全があり右房の拡張肥大がある。

　聴診所見の特徴は，心室機能不全のためⅠ音，Ⅱ音は弱く，右室拡張障害と右房肥大からⅢ音，Ⅳ音も聴かれ，四部調律とよばれる心音所見である。三尖弁閉鎖不全はあっても右室ポンプ機能が弱いため，逆流の血流速度が遅く雑音は聴こえないかあっても弱い。全体にとても静かな聴診所見なので，silent heartともよばれる。

　心音および雑音の強弱と発症年齢が重症さを表す。重症なほど心音が弱く雑音も（あっても）聴き取れないし，発症年齢が低い。最重症は胎内で発症し，胎内死亡の例もある。

　ここでは，小さな幼児と小学校高学年児童の所見を聴いていただく。最重症例ではない。

🔊 聴診音 80　Ebstein病，幼児（図86）

　2歳児。胸骨左縁下部での，ベル型での聴診。

　Ⅰ音，Ⅱ音がしっかり聴こえる。Ⅱ音は広く分裂しており，本症特有の完全右脚ブロックがあることを示す。Ⅱ音の後に弱いⅢ音，Ⅳ音があり，四部調律となっている。Ⅳ音は弱くなかなか聞き取りにくいが，Ⅰ音に集中してその直前の低調な音（鼓膜を押す程度の音）を探す。

　この例では，Ⅰ音，Ⅱ音がしっかりしているので心機能低下は軽度と判断され，Ebstein病としては重症ではない。弱い収縮期心雑音があり三尖弁閉鎖不全の存在を示すが，もともと低圧の右心室からの逆流なので，雑音の大きさからその重症度を測ることは難しい。

図86 Ebstein病，幼児

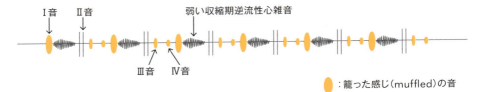

Ebstein病，学童（図87）

🔊 聴診音 81

11歳のEbstein病で，胸骨左縁下部でベル型での聴診である。

やや強いが籠った（muffled）感じのⅠ音があり，続いて比較的低調な心雑音が聴こえる。雑音の終わりに弱いⅡ音があり，その後少し時間を置いて低調なⅢ音がある。Ⅲ音の聴取は比較的容易だが，Ⅳ音はまずⅠ音に集中してその直前の低調のきわめて弱い音（鼓膜を押すようなかすかな音）を聴き取る。Ⅳ音を含んで四部調律とよばれる心音の所見である。

図87 Ebstein病，学童

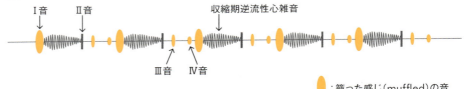

C-9 修正大血管転位症，心内合併奇形のない例

　右房が左室そして肺動脈へつながり，左房が右室そして大動脈へとつながる比較的まれな疾患である。大動脈が右心室から起始するため，起始部が前方に移動し胸壁に近くなる。

　多く，心室中隔欠損，肺動脈狭窄などの心内合併奇形があり，乳児期にチアノーゼや心不全で発症する。しかし，心内合併症がない場合，すべての静脈帰来が肺循環へ流れ，酸素化された肺静脈血は大動脈へ拍出される。すなわち心内血流は正常で，通常成人期までは心機能低下がないか軽度なために症状はなく，検診などで偶然発見される。発見のきっかけは，心電図での右側胸部誘導のq波や房室ブロックしばしば完全ブ

ロック，胸部X線上の左第1～2号の異常所見などである．これらの所見と，ここに掲載した聴診所見を合わせると診断へ近づく．

　聴診所見の共通の特徴は，大動脈弁が聴診器に近いためその閉鎖音（Ⅱa）が強く亢進して聴こえる．心内合併症がない場合，心雑音はなく理学的にはⅡ音の所見が唯一の所見となる（総論コラム参照，心音異常Ⅱ音亢進の項，p.18）．心内合併症があれば，その合併症に応じて正常心房心室連結例と同様の心雑音および心音所見がある．

聴診音82
心内合併症にない修正大血管転位症

　学校心電図検診で，左軸偏位とV₁のQ波を指摘されて受診したまったく健康な中学1年生．

　胸骨左縁上部での膜型での聴診．

　グッタ！，グッタ！，と聞こえる．Ⅰ音（グ）は狭く分裂していて，Ⅱ音（タ！）は強く亢進している．Ⅱ音をよく聴くと狭く分裂し，前の亢進している音が大動脈弁閉鎖音で，後の成分は弱く聴こえる音が後方にある肺動脈弁閉鎖音である（図なし）．

C-10　冠状動脈瘻

　冠状動脈が心腔や肺動脈と瘻孔でつながる疾患で，右房，右室，肺動脈に開口する場合，開口部位で連続性雑音が聴かれる．右室への開口例では，右室収縮時に開口部は狭くなり雑音が弱くなったり途絶えたりする例もある．

　きわめてまれに左室に開口する例があり，この場合，雑音の性質は大動脈弁閉鎖不全と同様である．ここでは，左室開口例の代わりとして，これもきわめてまれだが，右室性単心室Fontan術後の冠状動脈瘻右心室開口例の聴診所見を供覧する．

　供覧する例は，術後，高調の拡張期心雑音が次第に明らかになってきたので，造影検査を行ったところ，大動脈弁閉鎖不全はなかったが，冠状動脈から右室前面への瘻孔が診断された．

> 聴診音
> 83

冠状動脈瘻心室開口例

　小学生。右室性単心室。Fontan手術後。胸骨左縁第3肋間で膜型での聴診。

　Ⅰ音Ⅱ音は亢進しており，前面の心室圧が高く，大動脈が胸壁に近いことを思わす。また，Ⅰ音のすぐ後に駆出音があり，大動脈が太いことを示唆する。

　亢進したⅡ音に続いて高調の吹くような雑音があり，大動脈弁閉鎖不全と同様の所見である。心エコーでは大動脈弁閉鎖不全はなく，検査の結果，冠状動脈瘻の単心室（＝右室）開口であった。

D 術後例

D-1 大動脈肺動脈短絡術後

　Blalock-Taussig短絡手術，あるいは人工血管を用いた大動脈肺動脈短絡手術（modified shunt）では，左または右側胸部に手術創があり，同側の胸骨左縁からやや外側で鎖骨下に寄った所に最強点がある高調の連続性雑音を聴く（**図46**, p.54）。

　この手術を要する新生児や幼弱乳児では呼吸が速いことが多く，また，聴診部位で気管音・気管支音がよく聴こえるため，呼吸音との聴き分けが難しいことがある。呼吸が一瞬止まるときに聴くか，ちょっと鼻を摘まむと一瞬呼吸を止めるので，そのときに集中して聴き取る（**聴診音85**）。

　最近では，見なくなったcentral shuntやWaterston shuntでは正中に術創があり，その部位で連続性雑音を聴く。短絡が胸壁に近い分，表在性の雑音として聴こえる。

聴診音 84

大動脈肺動脈短絡術後

　2歳，軽いチアノーゼがあり，左側胸部に術創がある。
　胸骨左縁上部からやや鎖骨下に寄った部位での，膜型での聴診。
　強い風が吹いている感じの派手な雑音が，まず耳に入る。心音に集中してよく聴くと，Ⅰ音がはっきり聴こえ，その直後に駆出音がある。Ⅱ音は単一で亢進している（**図88**）。呼吸音も重なっているが，雑音が大きいのではっきりとは聴き分けられない。

　この心音の所見から，太い大動脈があり，肺動脈は強い狭窄か閉鎖であることを強く窺わす。

　雑音は駆出音直後からⅡ音を超えて，減弱しながら次の心拍のⅠ音まで続いている。雑音の大きさと持続から，この例の短絡は十分な血流量がある良い短絡術後である。

　左上肢動脈の脈を触れなければ左鎖骨下動脈を使ったoriginal shunt（本来のoriginalは右側だが……），触れれば鎖骨下動脈と肺動脈を人工血管でつないだmodified shuntである（modified shuntで鎖骨下動脈を閉塞させてしまった例では当然触れないが……）。

図88 大動脈肺動脈短絡術後

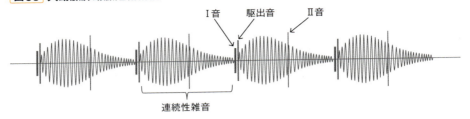

🔊 聴診音 85

新生児の肺動脈閉鎖＋動脈管開存（🔊聴診音51再掲）

短絡手術後ではないが所見は同じである。

この例は新生児なので心拍数が速く、また、呼吸音も荒く聴こえ、さらに、うめき声も聴こえる。後半部分で、呼吸音が消え心雑音がよく聴こえる部分は、筆者が患者の鼻を摘まんでいて呼吸が一時止まっている時間である（図89）。

図89 "短絡"による連続性雑音，新生児

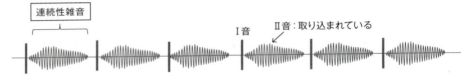

＊この例は、すでにプロスタグランジンが使われている

この例は、肺動脈閉鎖＋動脈管開存で短絡術後ではないが、所見は同じ。

D-2 Fallot四徴症，心内修復術後

　心内修復術に際して流出路狭窄の解除が必要であるが、狭窄がある程度以上強い場合には弁輪拡大を行う。その際、本来の肺動脈弁を破壊するため、小児期の初回手術では成長や石灰化を考慮して人工弁や生体弁ではなく、種々の"手作り"弁を使う。その弁の機能によって聴診所見が異なる。

　これまで多く使われてきた弁付きパッチによる流出路拡大術後は、一般に術後数年で弁機能が失われ、閉鎖不全から肺動脈逆流が発生する。最近のいわゆる山岸弁は弁機能が長年保たれ、閉鎖不全発生が少ないとされている。

一方，狭窄解除については，古くは欧米に始まって狭窄を残さないように心筋をしっかり切除する手術が行われたが，術後，肺動脈逆流に加え右室機能低下が強く，予後を悪くした。わが国では，1970年代から術後の完全右脚ブロック防止および心機能温存のため流出路小切開による心内修復術が主流となった。その結果，流出路狭窄はある程度残存したが，心内伝導障害が少なくなり，心拡大も欧米に比べて著しく少ない結果となり，長期予後は良好となっている。"適度"な残存狭窄は，逆流に対しても狭窄となり逆流量を減らす効果になっている。

　したがって，肺動脈逆流による拡張期心雑音，右室流出路狭窄による収縮期心雑音が，ほぼ必発である。ただ，肺動脈弁機能温存ないし補填の方法の改善により，それらの所見は変化する。

Fallot四徴症，心内修復術後（弁付きパッチによる流出路弁輪拡大術，図90）

聴診音86

　5歳，Fallot四徴症，弁付きパッチによる流出路弁輪拡大術による心内修復術後で，胸骨左縁上部で，膜型での聴診。

　Ⅰ音，Ⅱ音ははっきり聴こえ，心機能が良好なことを示す。よく聴くとⅡ音は狭く分裂し，後方の肺動脈弁閉鎖音（Ⅱp）が弱く聴こえる。

　雑音は，Ⅰ音からやや時間を置いた収縮期駆出性心雑音と，Ⅱpに続く拡張期心雑音がある。この拡張期心雑音は，低調で，肺動脈弁閉鎖音（Ⅱp）に続いているので，肺動脈弁逆流によるものであるとわかる。

　この例のように，心音，心雑音がしっかり，あるいは勢いよく（briskに）聴こえるのは，心機能が良いことを示す。実際のこの例では肺動脈逆流があるにもかかわらず胸部X線写真での心胸比は48％であった。逆に，心音や心雑音が籠った感じ（muffled）で弱い場合，ほとんどの例で，中等度以上の心拡大および心機能低下がある。

図90 Fallot四徴症　心内修復術後
（弁付きパッチによる流出路弁輪拡大術後）

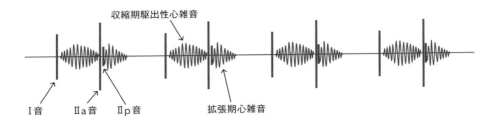

Fallot四徴症，心内修復術後（山岸弁使用後）

聴診音87

胸骨正中切開のある10歳の児。胸骨左縁上部で，膜型での聴診。

この児は，Fallot四徴症＋肺動脈閉鎖で，2歳で初回のRastelli手術を受けた。その後，導管狭窄が進行し，8歳の時，"山岸弁"を使って流出路形成術を行った。

Ⅱ音の分裂がはっきり聴こえ，2つの半月弁がしっかり閉鎖していることがわかる。後方成分が挿入した山岸弁（＝肺動脈弁）の閉鎖音である。この例では不完全右脚ブロックなのでこの分裂幅はうまく説明できないが，山岸弁の閉鎖がやや遅れることを示している可能性があろう。

収縮期駆出性心雑音はあるが，拡張期心雑音は聴こえない（図91）。Ⅱpの存在と，拡張期心雑音が聴こえないことから，山岸弁が良好に機能していることがわかる。

心音，心雑音ともにしっかり（brisk）しているので心機能は良いことがわかる。

図91 Fallot四徴症（心内修復術後，山岸弁使用後）

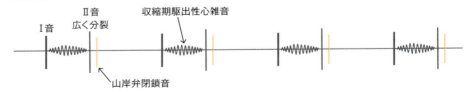

D-3　Rastelli手術後

　Rastelli手術は，右室と肺動脈を人工血管でつなぐ手術で，術後の心雑音残存はほぼ必発である（修正大血管転位で同様の手術を行う場合，解剖学的左室と肺動脈間に人工血管が挿入される）。

　解剖学的狭窄を残さなくても，硬い人工血管と本来の肺動脈の伸展性の違い，心周期で変化する右室吻合孔との間に乱流の発生は必然なので，心雑音は残る。

　手術で"肺動脈弁"が挿入されるが，その弁が機能している間は開放音（＝クリック音）と閉鎖音が（Ⅱ音の分裂として）聴こえる。

Rastelli手術後（図92）

聴診音88

　12歳，胸部正中に術創のある患者の胸骨左縁第2〜3肋間での膜型での聴診。

　まず耳に入るのは，鋸で木を切るような往復性の雑音で，収縮期と拡張期の両方に聴こえる，いわゆる to and fro murmur で，表在性で聴診器に近く聴こえる。これは右室と肺動脈をつないだ人工血管が胸骨のすぐ裏にあることを反映している。

　収縮期心雑音はⅠ音とほぼ同時に開始しているように聴こえるが，よく聴くとⅠ音のすぐ後に駆出（クリック）音があり，その後から心雑音があるので，駆出性である。拡張期心雑音は，収縮期心雑音からやや間をおいて中音調として聴こえる。高調でないこと，いったん間があることから大動脈弁閉鎖不全ではなく，肺動脈弁閉鎖不全と診断できる。

図92　Rastelli手術後

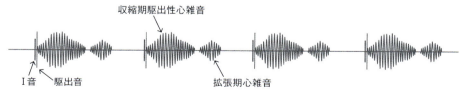

通常のFallot四徴症の術後に比べて"粗い，表在性"の雑音

D-4　人工弁置換術後

　機械弁置換術後には，人工弁の開閉に伴って機械的なカチッといった機械音（人工弁クリック音）が聴かれる。

　大動脈弁位では，Ⅰ音のすぐ後に弁開放によるクリック音，Ⅱ音として機械弁が勢いよく閉じる強いクリック音がある。僧帽弁位（ないし三尖弁位）では，Ⅰ音が閉鎖音で強く聴こえるが，開放音は半月弁閉鎖によるⅡ音から短いタイムラグを経て，房室弁のopening snapに一致するタイミングで，微かな開放音を聴く。ともに閉鎖音は容易に聴かれるが，開放音の聴取は難しいことが多い。ただ，開放音が確認されれば，弁機能が良好であると判断できるので，がんばって聴いてほしい。

聴診音89　僧帽弁置換術後

　完全型心内膜床欠損症の心内修復術＋SJM弁による僧帽弁置換術後で，心尖部での膜型での聴診。

　Ⅰ音として強い機械音が，人工弁の二葉を反映して狭く分裂して聴かれる。人工弁が勢いよく閉じる音である。Ⅱ音のすぐ後に閉鎖音よりも弱いながらも機械音が聴かれるが，これが開放音である。これらがclearに聴こえる場合には弁機能（閉鎖，開放）は正常と判断できる（図なし）。

聴診音90　大動脈弁置換術後

　大動脈弁置換術後。胸骨左縁第3〜4肋間（大動脈弁二次領域：図2）での膜型での聴診。

　Ⅰ音が分裂しているように聴こえ，後方成分は弱いが人工弁による開放音＝クリック音でclearに聴こえ，正常に開放していると診断できる。Ⅱ音は機械音の閉鎖音としてしっかり聴こえる（図なし）。

D-5　心膜摩擦音

前胸部に収縮期拡張期にわたる表在性の"擦るような"雑音をいう。

心外膜炎で聴かれる。感染性心外膜炎または心筋心外膜炎，一部の膠原病の合併症として，また，開心手術後の心膜切開術後症候群（post-pericardiotomy syndrome）がある。

聴診音 91

心膜切開術後症候群（post-pericardiotomy syndrome）

この例は，心房中隔欠損症の開心手術後2週間して前胸部に収縮期拡張期にわたる表在性の"擦るような"雑音が聴かれた。本症候群は，なぜか心房中隔欠損症術後に多く，炎症反応陽性や胸水貯留を伴う例もある（図なし）。

Index

あ

一次孔心房中隔欠損……………………82
右室拡張障害……………………………25
右室流出路狭窄…………………………87
オリフィス型狭窄………………………29

か

拡張期過剰音………………………20, 24
拡張期逆流性心雑音………………38, 76
拡張期心雑音……………………………37
拡張期流入性心雑音………………42, 44
過剰音………………………5, 8, 9, 20
冠状動脈瘻………………………………99
完全型心内膜床欠損症…………………83
完全左脚ブロック………………………16
完全大血管転位症…………19, 61, 63
完全大血管転位症Ⅰ型…………………64
完全大血管転位症Ⅱ型………………64, 65
完全房室ブロック…………………12, 13
機械性雑音………………………………85
機械性心雑音………………………………7
器質的心雑音……………………………33
機能性心雑音…………………………8, 32
狭窄形態…………………………………27
駆出音……………………………………21
駆出クリック……………………………20
欠損孔……………………………………75
高調な雑音………………………………30

さ

呼吸性不整脈………………………………7

最重症大動脈弁狭窄……………………28
左室低形成………………………………62
雑音………………………………………72
雑音と診断………………………………58
雑音の周波数……………………………30
三尖弁…………………………………6, 11
三尖弁逆流………………………………10
三尖弁閉鎖症……………………………68
収縮期拡張期心雑音……………………45
収縮期過剰音……………………………20
収縮期逆流性心雑音………30, 34, 35
収縮期駆出性心雑音
　　　　　　　　　30, 31, 33, 34
収縮期心雑音………………………30, 37
収縮後期クリック………………………23
収縮中期クリック…………………22, 23
重症僧帽弁閉鎖不全症…………………52
重症肺高血圧……………………………19
修正大血管転位症…………………18, 98
術後例…………………………………101
主要大動脈肺動脈側副動脈………47, 48
静脈コマ音………………49, 50, 66
心音…………………………………5, 6
心音の異常………………………………10
心音の減弱………………………………10
心音の亢進………………………………10

心機能低下 …………………………… 10
心筋症………………………………… 16
人工弁置換術後 …………………… 106
心雑音 …………………………… 8, 27
心室中隔欠損症 … 19, 24, 28, 35,
　　　　　　　　　36, 48, 62, 67, 72,
　　　　　　　　　75, 76, 77, 78, 79
心周期………………………………… 5, 6
心周期と拡張期雑音…………………… 38
心周期と拡張期心雑音………………… 39
新生児発症の心疾患 ………………… 61
心臓大血管疾患 ……………………… 59
心房中隔欠損症
　………………… 12, 15, 80, 81, 82
心膜切開術後症候群 ………………… 107
心膜摩擦音 ……………………… 53, 106
生理的心雑音 ………………………… 60
全(汎)収縮期心雑音 ………… 35, 36
先天性心疾患 ………………………… 58
先天性僧帽弁狭窄症 …… 13, 26, 42
先天性肺動脈弁閉鎖不全 …………… 93
総肺静脈還流異常症
　…………………… 19, 61, 65, 66
僧帽弁 ………………………………… 6
僧帽弁逸脱症 ………………………… 23
僧帽弁開放音 ………………………… 43
僧帽弁逆流 …………………………… 24
僧帽弁置換術後 …………………… 106
僧帽弁閉鎖音 ………………………… 6
僧帽弁閉鎖不全 ……………… 82, 85

た

大動脈縮窄 …………………………… 67
大動脈縮窄離断複合 ………… 62, 66
大動脈二尖弁症 ………… 21, 22, 39
大動脈肺動脈短絡術後 …………… 101
大動脈弁 ………………………… 6, 16
大動脈弁逆流 ………………………… 40
大動脈弁狭窄症 ………… 16, 33, 95
大動脈弁置換術後 ………………… 106
大動脈弁閉鎖音 ……………………… 6
大動脈弁閉鎖不全 …………………… 48
ダイヤモンド型雑音 ………………… 33
聴診器 …………………………… 2, 56
聴診のツボ …………………………… 4
聴診部位 ……………………………… 4
低調な雑音 …………………………… 30
伝道異常 ……………………………… 16
動脈下欠損症………………………… 73
動脈下心室中隔欠損 ………………… 74
動脈管開存症 ………… 46, 69, 84
特発性胸痛 …………………………… 14

な

乳児期以降発症の主な疾患 ………… 72
ノズル型狭窄………………………… 29

Index

は

肺高血圧 ………… 16, 19, 36, 38, 40, 62, 65, 68
肺高血圧症 ……………………86
肺動脈狭窄症 …………………90
肺動脈閉鎖症 ………… 62, 69, 89
肺動脈弁 …………………… 6
肺動脈弁下狭窄 ………………34
肺動脈弁狭窄症 …… 14, 41, 92, 93
肺動脈弁欠如症 ………… 70, 71
肺動脈弁欠損 …………… 52, 62
肺動脈弁閉鎖 …………… 17, 21
肺動脈弁閉鎖音 ……………… 6
半月弁 ……………………… 6
半月弁異常 ……………………22
半月弁逆流 ……………………38
半月弁閉鎖音 …………………14
病態 ……………………… 8
頻拍 ………………………19
不完全型心内膜床欠損症 ………82
不整脈 ……………………… 7
太い大動脈 …………… 21, 22
閉鎖音 ……………………… 6
ベル型聴診器 ………………… 2
弁 ………………………… 4
房室解離 ……………………12
房室中隔欠損 …………………82
房室弁 ………………… 6, 11
房室弁開放音 …………………26

ま

膜型聴診器 ……………………… 2
末梢性肺動脈狭窄症 ………… 49, 94

ら

乱流 …………………… 5, 27
連続性心雑音 ………… 45, 46, 54

英文・その他

Austin-Flint雑音 …………………… 44
Blalock-Taussig短絡術後 ………… 47
blowing murmur ……………………… 37
brisk …………………………………… 10
critical aortic stenosis ………… 28
denervation …………………………… 7
disatolic rumble …………………… 76
distant ………………………………… 10
dynamic ………………………………… 10
Ebstein病 ………………… 10, 97, 98
Eisenmenger症候群 … 19, 28, 78
ejcction click ……………… 20, 33
Fallot四徴症 …… 17, 21, 51, 52,
　　　　　　　　　62, 70, 71, 87,
　　　　　　　　　88, 89, 103, 104
muffled ………………………………… 10
musical murmur ……………………… 32
opening click ……………………… 20
opening snap ……………… 20, 26, 43
PR時間 ………………………… 11, 12
Rastelli ……………………………… 105
rumbling murmur …………………… 42
sawing murmur ……………………… 52
sjection click …………………… 40
to and fro(往復性)心雑音
　　　　　　　　　…… 51, 52, 54
venous hum ………………… 50, 66

ventricular septal defect
　(VSD) ………………………………… 28
vibratory murmur ………………… 32
Wenckebach型房室ブロック ……… 12

Ⅰ音 …………………………… 5, 6, 9
Ⅰ音の異常 …………………………… 11
Ⅱ音 …………………………… 5, 6, 9
Ⅱ音の異常 …………………………… 14
Ⅱ音の奇異性分裂 ………………… 16
Ⅱ音の固定性分裂 ………………… 15
Ⅱ音の単一亢進 …………………… 17
Ⅱ音の分裂 …………………………… 7
Ⅲ音 …………………………… 10, 24
Ⅳ音 …………………………… 10, 25

● 著者紹介

中澤　誠（なかざわ　まこと）

1968年 3月	長崎大学医学部卒業
1970年10月	東京女子医科大学日本心臓血圧研究所小児科助手
1974年 1月	米国UCLA小児心臓科研究員（〜1976年9月）
1983年11月	Iowa大学国際研究員（〜12月）
1991年 2月	東京女子医科大学日本心臓血圧研究所小児科教授
2006年 4月	東京女子医科大学名誉教授
2006年 4月	一財）脳神経疾患研究所附属総合南東北病院小児・生涯心臓疾患研究所所長

現在に至る

・日本小児科学会名誉会員
・日本小児循環器学会名誉会員，元理事長
・日本心臓病学会名誉会員
・日本成人先天性心疾患学会名誉会員
・Past President, Asian Pacific Pediatric Cardiology Society
　など

著書
・心機能の臨床（中外医学社，1981）
・発達臨床心臓病学（中外医学社，1989，1997，2001）
・先天性心疾患（メジカルビュー社，2014）
・ビジュアルスタイル先天性心疾患　血行動態と心機能の基礎知識（メジカルビュー社，2016）
　ほか

子どもの心臓聴診　－聴診からわかる病態－

2019年4月1日　第1版第1刷発行

- 著　者　中澤　誠　なかざわ　まこと
- 発行者　三澤　岳
- 発行所　株式会社メジカルビュー社
  〒162-0845 東京都新宿区市谷本村町2-30
  電話　03(5228)2050(代表)
  ホームページ http://www.medicalview.co.jp/

  営業部　FAX 03(5228)2059
  　　　　E-mail eigyo@medicalview.co.jp

  編集部　FAX 03(5228)2062
  　　　　E-mail ed@medicalview.co.jp

- 印刷所　株式会社 創英

ISBN 978-4-7583-1956-0 C3047

ⒸMEDICAL VIEW, 2019. Printed in Japan

- 本書に掲載された著作物の複写・複製・転載・翻訳・データベースへの取り込みおよび送信（送信可能化権を含む）・上映・譲渡に関する許諾権は，（株）メジカルビュー社が保有しています．

- JCOPY 〈出版者著作権管理機構 委託出版物〉
  本書の無断複製は著作権法上での例外を除き禁じられています．複製される場合は，そのつど事前に，出版者著作権管理機構（電話 03-5244-5088, FAX 03-5244-5089, e-mail：info@jcopy.or.jp）の許諾を得てください．

- 本書をコピー，スキャン，デジタルデータ化するなどの複製を無許諾で行う行為は，著作権法上での限られた例外（「私的使用のための複製」など）を除き禁じられています．大学，病院，企業などにおいて，研究活動，診察を含む業務上使用する目的で上記の行為を行うことは私的使用には該当せず違法です．また私的使用のためであっても，代行業者等の第三者に依頼して上記の行為を行うことは違法となります．